PROF. DR. MED. MARTIN HALLE | ANIKA BERLING-ERNST

LAUF DEM KREBS DAVON

Die Kraft des Sports zur Genesung nutzen

QUALITÄTS G|U GARANTIE

DIE GU-QUALITÄTSGARANTIE

Wir möchten Ihnen mit den Informationen und Anregungen in diesem Buch das Leben erleichtern und Sie inspirieren, Neues auszuprobieren. Bei jedem unserer Produkte achten wir auf Aktualität und stellen höchste Ansprüche an Inhalt, Optik und Ausstattung.
Alle Informationen werden von unseren Autoren und unserer Fachredaktion sorgfältig ausgewählt und mehrfach geprüft. Deshalb bieten wir Ihnen eine 100 %ige Qualitätsgarantie.

Darauf können Sie sich verlassen:
Wir legen Wert darauf, dass unsere Gesundheits- und Lebenshilfebücher ganzheitlichen Rat geben. Wir garantieren, dass:
- alle Übungen und Anleitungen in der Praxis geprüft und
- unsere Autoren echte Experten mit langjähriger Erfahrung sind.

Wir möchten für Sie immer besser werden:
Sollten wir mit diesem Buch Ihre Erwartungen nicht erfüllen, lassen Sie es uns bitte wissen! Wir tauschen Ihr Buch jederzeit gegen ein gleichwertiges zum gleichen oder ähnlichen Thema um. Nehmen Sie einfach Kontakt zu unserem Leserservice auf. Die Kontaktdaten unseres Leserservice finden Sie am Ende dieses Buches.

GRÄFE UND UNZER VERLAG. *Der erste Ratgeberverlag – seit 1722.*

KGS

THEORIE

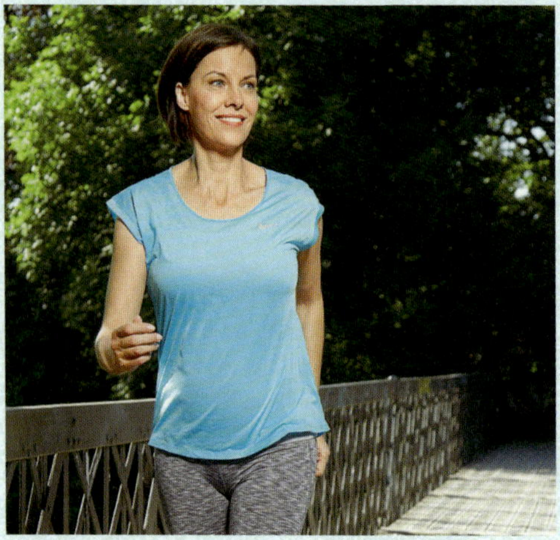

PRAXIS

SERVICE

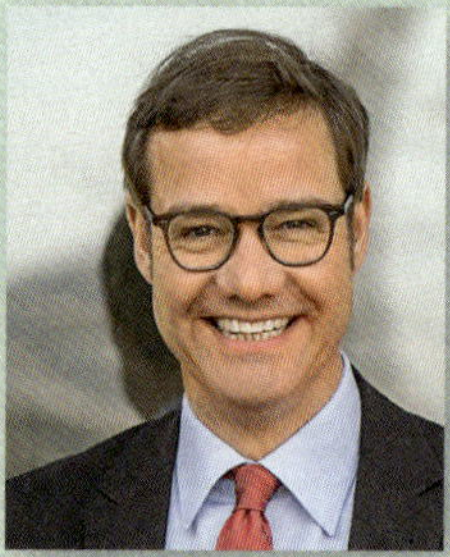 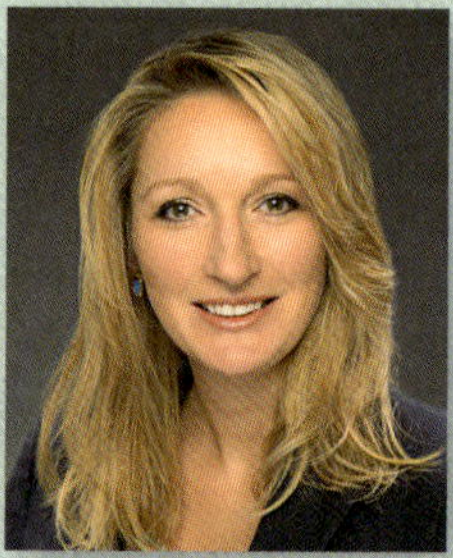

PROF. DR. MARTIN HALLE

ist leitender Direktor des Lehrstuhls für Präventive und Rehabilitative Sportmedizin an der Medizinischen Fakultät der TU München

ANIKA BERLING-ERNST

arbeitet seit vielen Jahren als Sportwissenschaftlerin und onkologische Übungsleiterin

---

»Aktiv gegen Krebs – mit der Sporttherapie sein Leben in die Hand nehmen.«

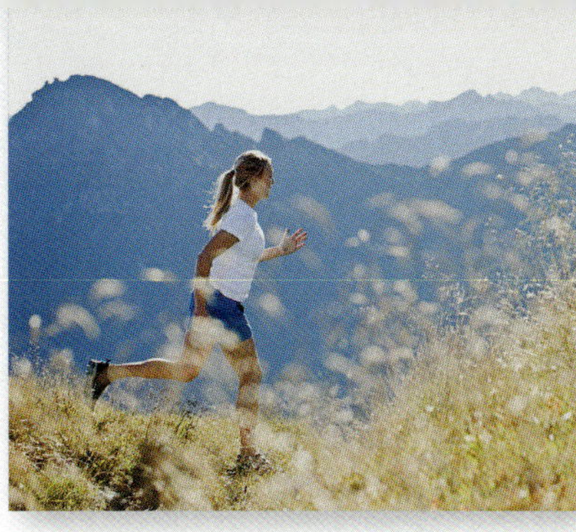

EIN WORT ZUVOR

Krebs und Sport? Auf den ersten Blick zwei Begriffe, die sich widersprechen. Bei »Sport« denken wir an gesunde, aktive und fitte Menschen, »Krebs« hingegen verbinden wir mit einer schweren Krankheit und vielen Einschränkungen. Die meisten Patienten, Angehörigen und Ärzte gehen auch heute noch davon aus, dass sich Krebspatienten möglichst ausruhen und Kraft tanken sollten, um alle einschneidenden Behandlungen besser überstehen zu können.
In der Wissenschaft ist es vor einigen Jahren allerdings zu einem grundlegenden Auffassungswechsel gekommen. Erfahrungen einzelner Patienten, ergänzt durch vielfältige wissenschaftliche Studien belegen, dass die »Einhaltung von Ruhe zur Genesung« offensichtlich überholt ist und eine individuell angepasste Bewegungs- und Sporttherapie – zusammen mit einer Ernährungsumstellung und psychologischer Beratung – unbedingt in ein ganzheitliches Therapiekonzept gehören.
Aus unserer eigenen, langjährigen Erfahrung mit Krebspatienten können wir bestätigen, dass dieser vergleichsweise neue Ansatz von zentraler Bedeutung für die Betroffenen ist: Chemo-, Strahlen- oder Hormontherapien werden besser vertragen und psychische Belastungen leichter verarbeitet. Er gibt der Patientin oder dem Patienten die Möglichkeit, selbstständig und aktiv einen Beitrag zur eigenen Genesung und zum Wohlbefinden zu leisten. Dieser neue Weg der ganzheitlichen Medizin hat zum Ziel, die klassische Krebstherapie und ihre Nebenwirkungen zum Wohle des Patienten zu optimieren. Dafür wünschen wir Ihnen alles Gute!

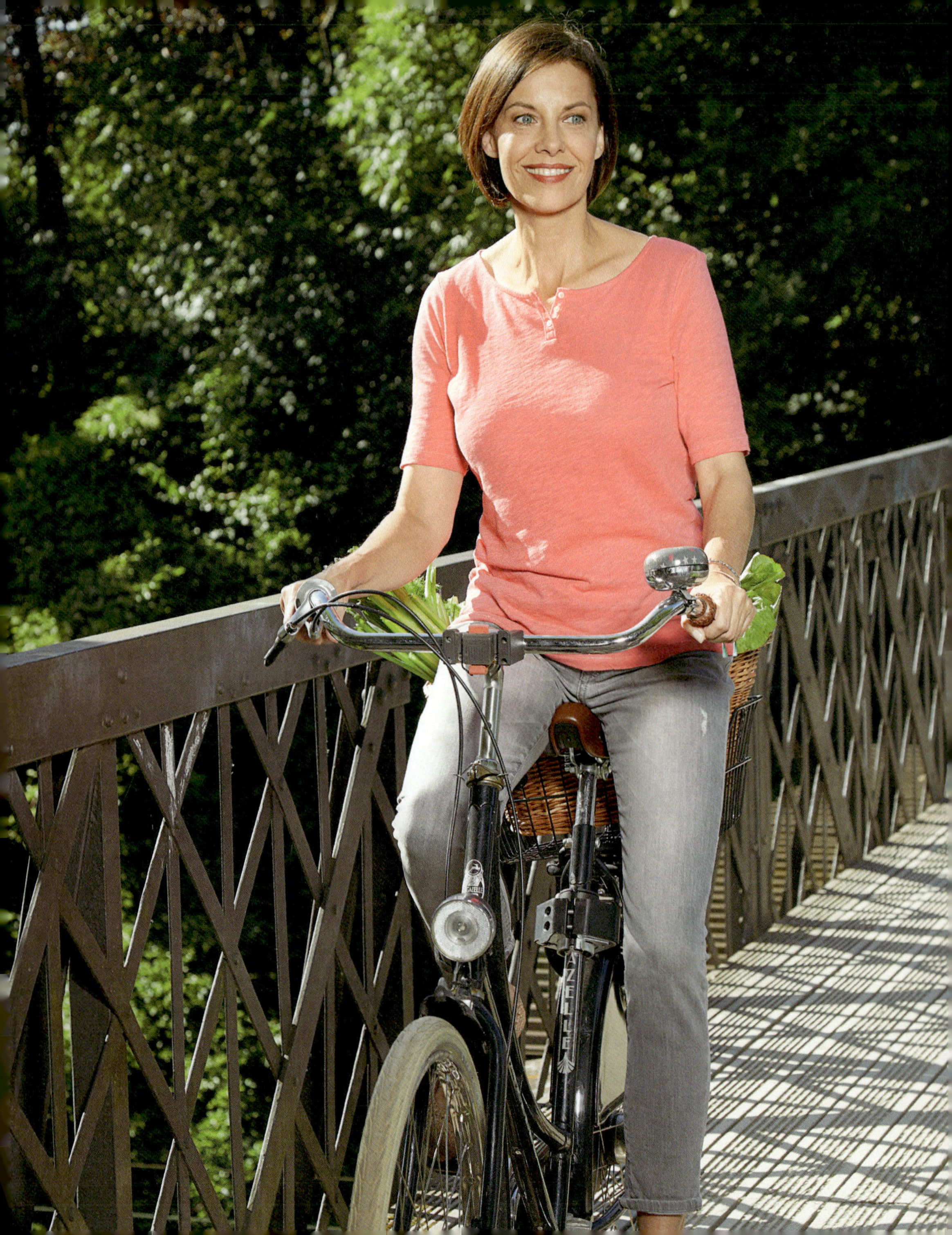

KREBS UND SPORT – WIE PASST DAS ZUSAMMEN?

IN DIESEM KAPITEL ERFAHREN SIE, WIE KREBS ENTSTEHT UND SICH KÖRPERLICHE AKTIVITÄTEN POSITIV AUF DAS KREBSRISIKO, ABER AUCH AUF DIE PROGNOSE AUSWIRKEN.

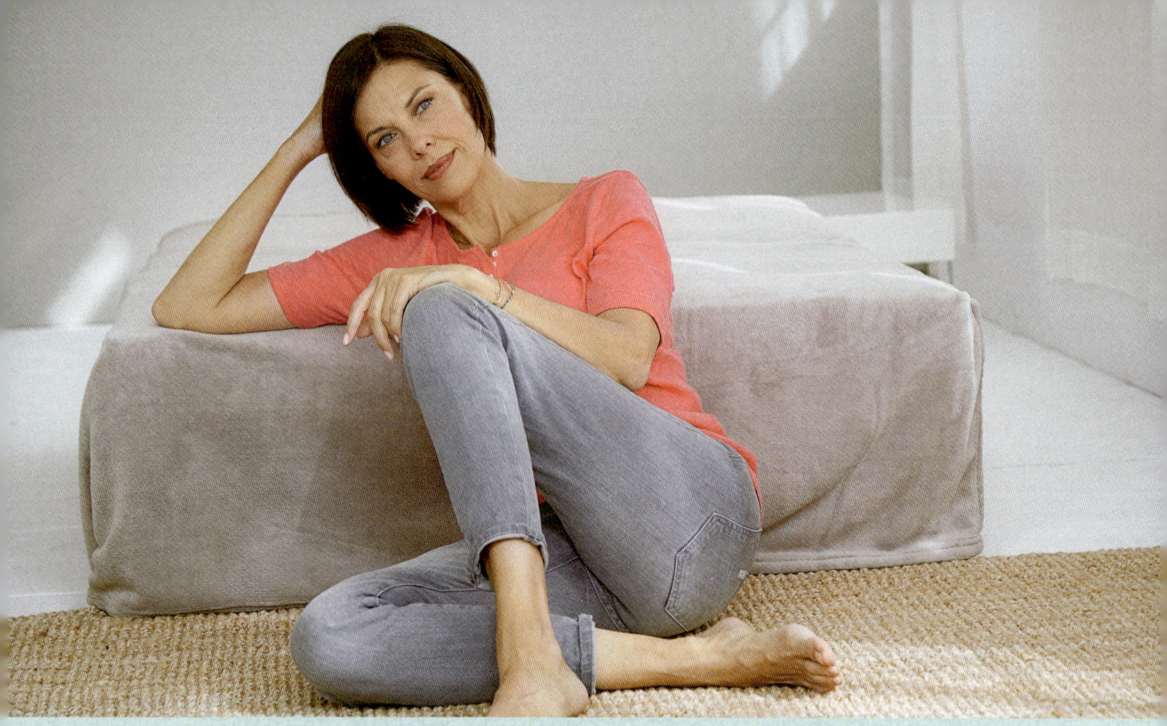

WIE ENTSTEHT KREBS – UND WAS KANN MAN DAGEGEN TUN?

Krebs – eine Volkskrankheit: Mittlerweile wird fast jeder Zweite in seinem Leben davon betroffen sein. Nach aktuellen Schätzungen wird 2016 in Deutschland bei etwa 500 000 Menschen eine Krebserkrankung neu diagnostiziert werden. Und das mit steigender Tendenz. Vor 25 Jahren sah dies noch anders aus – damals erkrankten pro Jahr ungefähr 100 000 Menschen weniger an Krebs. Dieser eklatante Anstieg hängt vor allem mit zwei verschiedenen Entwicklungen zusammen: zum einen mit einer frühzeitigeren Diagnose aufgrund spezieller Krebsfrüherkennungsprogramme, zum anderen mit dem stetig anwachsenden Durchschnittsalter der Bevölkerung. In seltenen Fällen können auch Kinder oder junge Erwachsene an Krebs erkranken, in der Mehrzahl tritt er allerdings jenseits des 50. und 60. Lebensjahres auf.

Die häufigsten Krebsarten

Dabei sind Männer und Frauen unterschiedlich betroffen: Bei Frauen ist es Brustkrebs, der als häufigste Krebsdiagnose ein Drittel aller Krebserkrankungen ausmacht. Bei Männern steht Prostatakrebs an erster Stelle. Klammert man diese geschlechterspezifischen Krebsarten aus, so ist die häufigste gemeinsame Diagnose eine Entartung von Zellen der Darmschleimhaut.

Warum entsteht Krebs?

Die Funktion und das normale Wachstum von Zellen in unserem Organismus unterliegen kontinuierlichen Kontrollmechanismen. Gesteuert werden sie zentral, nämlich über die Gene – vergleichbar mit dem Betriebssystem eines Computers, das in jeder Zelle abgerufen werden kann. Dieses Basis-Zellprogramm beeinflusst die Eiweißproduktion, den Energiestoffwechsel und die Zellfunktion. Doch jede Zelle ist auch in einen Zellverbund eingebunden, was bedeutet: Die Zellen dieses Verbundes tauschen Informationen aus und kontrollieren sich gegenseitig. Für die Kommunikation von Zelle zu Zelle und über größere Distanzen kommen schließlich Botenstoffe, sogenannte Hormone, zum Einsatz.

DIE HÄUFIGSTEN TUMORERKRANKUNGEN

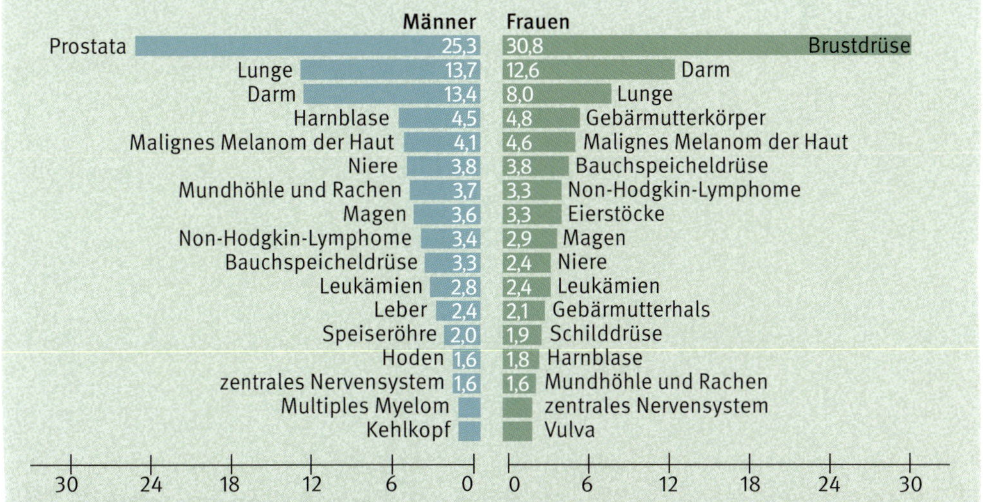

Prozentualer Anteil der häufigsten Tumorlokalisation an allen Krebsneuerkrankungen in Deutschland 2012 (»Krebs in Deutschland«, Robert Koch-Institut, RKI)

Zellen und ihre Verbünde, also auch Organe, unterscheiden sich nicht nur in ihren Funktionen wie Blutzellen, Leber- oder Herzzellen, sondern auch in der unterschiedlichen Resistenz gegenüber Giftstoffen und den natürlichen Alterungsprozessen. So haben rote Blutkörperchen eine mittlere Überlebenszeit von etwa 120 Tagen, während etwa Herz- oder Leberzellen viele Jahrzehnte, manche ein Leben lang fortbestehen. Zellen mit kurzer Überlebenszeit – speziell unsere Blut-, Haut- und Schleimhautzellen – müssen sich deshalb ständig regenerieren. Die Zellen der Schleimhäute im Mund, im Magen- und Darmtrakt, der Lunge, der Blase oder der Haut stehen mit der Umwelt in ständigem, direktem Kontakt. Das macht eine permanente Erneuerung biologisch sinnvoll, weil sich Zellen abnutzen (wie die der Haut) oder weil sie gehäuft Umweltgiften ausgesetzt sind und sich deshalb erneuern müssen, um nicht als Krebszellen zu entarten. »Erneuerung« heißt nichts anderes als Zellteilung – damit geht allerdings das Risiko einer fehlgesteuerten Teilung mit der Entstehung von Krebszellen einher. Vorausgesetzt, die Zellen sind gesund, verbleiben sie daher zur gegenseitigen Kontrolle in einem Zellverbund.

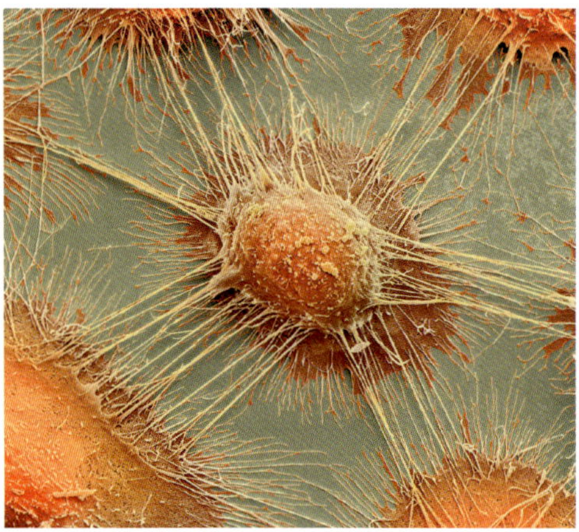

Krebs entsteht, wenn der Zellzyklus aus dem Takt gerät und sich die Zellen ungehemmt teilen.

Krebszellen hebeln unsere Kontrollmechanismen aus

Krebs ist die Verwandlung von körpereigenen Zellen, die sich dieser Kontrolle des Zellverbundes entziehen und sich ungehemmt teilen. Doch wie kann das passieren? Bildlich gesprochen haben sie eine Tarnkappe auf, die sie für die Kontrollmechanismen des eigenen Körpers unsichtbar macht. Gleichzeitig aber verlieren sie auch ihre ursprüngliche Funktion, wie die Abwehrfunktion bei weißen Blutkörperchen oder die Wasser- und Nährstoffaufnahme von Schleimhautzellen im Darm. Krebs kann also entstehen, weil Zellen ihre ganze Energie nicht mehr auf die ursprüngliche Zellfunktion, sondern ausschließlich auf Wucherung ausrichten. Aufgrund der schnellen Geschwindigkeit einer solchen unkontrollierten Teilung können Krebszellen die Zellverbundgrenzen ungehindert überschreiten; siedeln sich dabei Tochtergeschwülste (Metastasen) an anderen Stellen im Körper an, werden sie als »bösartig« bezeichnet. Mediziner bezeichnen Krebs als »Tumor«. Der Begriff »Tumor« heißt übersetzt zunächst lediglich »Geschwulst« und sagt nichts über Gut- oder Bösartigkeit aus. Erst der Zusatz »maligner« (bösartiger) beziehungsweise »benigner« (gutartiger) Tumor gibt Auskunft darüber, ob ein Tumor Metastasen bilden kann. Doch auch »gutartige« Tumore können sich ungehemmt verbreiten und umliegende Organe in ihrer Funktion beeinträchtigen.

Was sind die Ursachen für Krebs?

Krebs kann entstehen, wenn die körpereigenen Reparaturmechanismen nicht mehr in der Lage sind, den Zellverbund vor dem Einfluss von Giftstoffen zu schützen. So führt jahrelanges Rauchen deshalb zu Lungenkrebs, weil die Zellen der Lungenbläschen über die Jahre altern, die Reparaturmechanismen weniger effektiv werden und es so zur Entartung der Zellen kommt. Vergleichbar führt hochprozentiger Alkohol an der Schleimhaut von Mund, Rachen, Speiseröhre und Magen zu unmittelbaren toxischen Effekten und erhöht das Krebsrisiko in diesen Bereichen. Die Kombination verschiedener Zellgifte, zum Beispiel Nikotin und Alkohol, sind besonders bedenklich. Andere direkte Zellgifte sind Gifte aus Pilzen, wie sogenannte Aflatoxine, die zum Beispiel in Lebensmitteln wie Reis oder Erdnüssen vorkommen, wenn diese mit Schimmel befallen sind. Aflatoxine führen zu direkten Schädigungen der Leber und bei häufigerer Exposition auch direkt zur Krebsentstehung im Magen.

INFO

MERKMALE VON TUMORZELLEN

Krebs programmiert körpereigene Zellen um – es entstehen Tumorzellen mit typischen Merkmalen:

- Verlust der externen Zellregulierung
- Verlust der ursprüglichen, spezifischen Zellfunktion
- Entziehen sich der eigenen Immunantwort
- Beeinflussung des angrenzenden Gewebes (»Mikroumfeld«) mit Neubildung von Gefäßen zur Nährstoffsicherung
- Invasives Wachstum in das Nachbargewebe
- Unkontrollierte Zellteilung

Krebs durch UV- und andere Strahlung

Hautkrebs entsteht durch die direkte Zellschädigung durch ultraviolette (UV-)Strahlung der Sonne. Besonders deutlich wird das an der hohen Hautkrebsrate in Australien, ein Land mit unüblich hoher UV-Belastung durch das Ozonloch auf der Südhalbkugel, aber auch bei den deutschen Weinbauern, die häufiger Hautkrebs im Gesicht diagnostiziert bekommen. Vor allem aber hellhäutige Menschen, wie die rothaarigen englischen Auswanderer in Australien, sind davon betroffen, da ihnen die Pigmentfarbe in der Haut als Lichtschutz für die unteren Hautschichten fehlt. Konsequentes Auftragen von Sonnenschutzcremes, welche die UV-Strahlung durch Mikropartikel reflektieren, kann das Risiko für Hautkrebs jedoch deutlich reduzieren. Gerade im Sommer am Strand oder im Winter auf schneebedeckten Bergen sowie auch bei längerer körperlicher Aktivität im Freien sollten wir deshalb unbedingt auf strikten Sonnenschutz achten! Auch andere Strahlung, wie etwa Röntgenstrahlen, hat das Potenzial, Zellen zu schädigen. Wer häufig im Zuge radiologischer Untersuchungen geröntgt wird oder zum Beipiel einer radioaktiven Strahlung im Kernkraftwerk ausgesetzt ist, erhöht das Risiko für die Krebsentstehung. Und sogar das Leben in den Bergen mit seiner erhöhten

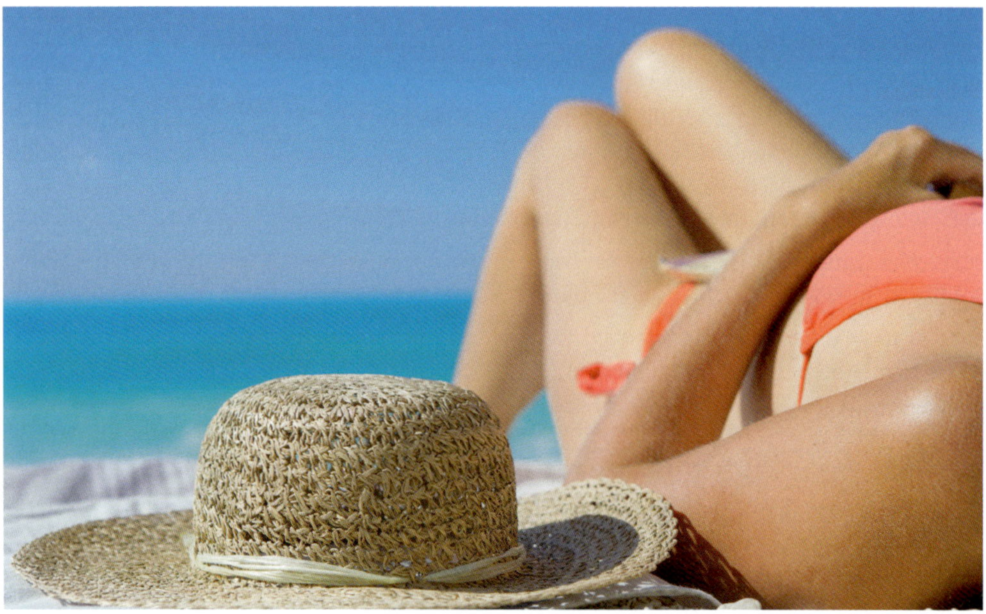

Vor allem am Strand, aber auch in den Bergen und bei längeren Aktivitäten im Freien, muss unbedingt auf ausreichenden Sonnenschutz geachtet werden.

Erd- und Sonnenstrahlung wie auch das Fliegen als Passagier oder Crewmitglied – besonders bei Transatlantikflügen –, geht mit einer erhöhten Strahlungsexposition einher. Auch Ärzte wie Kardiologen sind bei einer Herzkatheteruntersuchung genau wie Chirurgen bei der Durchleuchtung während der Operation im Arbeitsalltag erhöhter Strahlung ausgesetzt. Die Atombombenabwürfe in Hiroshima und Nagasaki oder das Reaktorunglück in Tschernobyl machten deutlich, dass eine akute Schädigung mit hoher Dosis unmittelbar zum Tod führt. Auch Spätfolgen mit Schilddrüsenkrebs und andere Krebsarten konnten gehäuft beobachtet werden, sind jedoch von der Dosis und der individuellen Kapazität der Reparaturmechanismen abhängig.

Können Viren Krebs auslösen?

Nachdem im Jahr 2008 Professor zur Hausen den Nobelpreis für seinen Beweis des Zusammenhangs von menschlichen Papillomaviren und Gebärmutterhalskrebs erhalten hatte, erhielt die These von Viren als Krebsauslöser weiteren Vorschub. So sind es zum Beispiel Viren, die zur chronischen Leberentzündung führen, wie Hepatitis B und C. Auch ein Lymphknotenkrebs, wie das sogenannte Burkitt-Lymphom, wird durch das Epstein-Barr-Virus hervorgerufen – doch müssen weitere Faktoren zusammenspielen, bis eine Krebserkrankung tatsächlich auftritt. In Deutschland ist die Durchseuchung mit dem Virus zwar hoch, das Burkitt-Lymphom tritt jedoch wesentlich häufiger in Afrika auf als hier. Welche Rolle die Immunabwehr dabei spielt, wird am Beispiel von HIV (des Humanen Immundefizienz-Virus) besonders deutlich: Das Virus unterdrückt die körpereigenen Abwehrmechanismen und fördert so die Zellentartung durch krebser-

INFO

ENTSTEHUNG VON TUMOREN

Ursachen, die eine Krebserkrankung auslösen beziehungsweise begünstigen können:

- Erbliche Konstellation
- Sonnenstrahlung, UV-Licht
- Strahlung (Röntgenstrahlung, Nuklearstrahlung)
- Zellgifte (Dioxine, Pilzgifte etc.)
- Virusinfekte (Hepatitis C/B, HIV, HSV2, HPV)
- Sexualhormone
- Alkohol
- Zubereitung von Nahrungsmitteln (Grillen, Pökeln)
- Rauchen
- Umweltgifte
- Übergewicht, Inaktivität, diabetische Stoffwechsellage

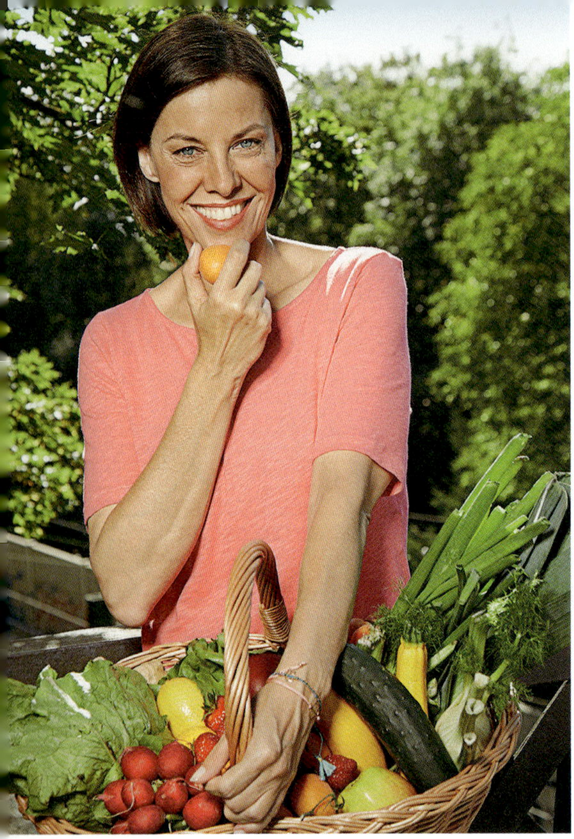

Frisches Obst und Gemüse schützt nachweislich vor bestimmten Krebserkrankungen.

regende Viren. HIV-Infizierte leiden deshalb besonders häufig am sogenannten Kaposi-Sarkom der Haut bei.

Ernährung und Krebs

Häufig wird die Ernährung für viele Krebsarten verantwortlich gemacht. Fundierte Rückschlüsse lassen sich jedoch aufgrund der vielfältigen Zusammensetzung der Ernährung mit ihren unterschiedlichsten Inhaltstoffen und der Belastung mit Umweltgiften nicht ohne Schwierigkeit ziehen. Der Verzehr von ungesättigten Fettsäuren scheint das Risiko für solide Tumore zu mindern, doch weisen gerade Fische mit hohem Anteil an ungesättigten Fettsäuren auch eine erhöhte Quecksilberbelastung auf – wodurch dieser Effekt wieder minimiert werden kann. Eindeutig wiederum sind die negativen Einflüsse von Alkohol auf die Krebsentstehung, die in vielen Studien übereinstimmend gezeigt werden konnten. Der Verzehr von rotem Fleisch wie Rind- und Schweinefleisch erhöht das Darmkrebsrisiko, vor allem wenn es prozessiert, also zu Wurst verarbeitet wurde. Die Verwendung von Pökelsalz und das daraus entstehende Nitrit ist ein wesentlicher Faktor zur Förderung der Krebsentstehung im Darm. Aber auch Viren in Lebensmitteln, wie zum Beispiel in nicht durchgegartem Rindfleisch, spielen möglicherweise bei der Darmkrebsentstehung eine Rolle. Ist das Fleisch durchgebraten beziehungsweise durch Grillen verkohlt, hat man zwar die Viren abgetötet, aber es sind aromatische Kohlenwasserstoffe entstanden, chemische Verbindungen, die ihrerseits krebserregend sind. Im Verdacht steht auch die gleichzeitige Besiedlung mit einem Magenbakterium, dem Helicobacter pylori, welches die Magenwand reizt, Entzündungen fördert und somit wiederum die Wirkung von Giften auf die Magenschleimhaut steigern kann.

Obst und Gemüse, Kaffee und Vitamin D

Tatsächlich ist der Verzehr von frischem Obst und Gemüse, besonders zum Schutz vor Krebserkrankungen der Speiseröhre und des Magens, gesundheitsfördernd. Ein möglicher Grund ist ihre antioxidative Wirkung: die freien Radikale im Blut werden durch Vitamine und Farbstoffe, sogenannte Flavonoide, abgefangen. Die positive Wirkung von Vitamin D konnte allerdings nicht eindeutig belegt werden. Unklar ist ebenfalls, warum erhöhter Kaffeekonsum das Risiko für Leberkrebs senken kann. Dass es aber beim Gemüse auch auf die Zubereitung ankommt, zeigen Studien aus China. In Regionen, in denen eingelegtes Gemüse (Pickles) fast das ganze Jahr hinweg gegessen werden, ist das Risiko für Magenkrebs nachweislich erhöht. Nicht auszuschließen ist, dass die Pickles bei der Lagerung von Pilzen befallen werden, die wiederum als Auslöser wirken können. Ob der erhöhte Faseranteil in frischem Obst und Gemüse zu dessen positivem Effekt beiträgt, ist unklar.

Ein weiterer Faktor ist natürlich der Körper selbst, seine Konstitution, das Körpergewicht und der Körperfettanteil. So besteht ein eindeutiger Zusammenhang zwischen Übergewicht und einem erhöhten Risiko für Darm- und Brustkrebs – besonders dann, wenn zum starken Übergewicht auch eine Vorstufe des Diabetes mellitus, also der Zuckerkrankheit vorliegt. Dies verdeutlicht das komplexe Thema der Inhaltsstoffe der Nahrungsmittel und Zubereitung der Mahlzeiten auf der einen sowie der Gesamtkalorienaufnahme auf der anderen Seite.

INFO

ZUSAMMENHANG ZWISCHEN ERNÄHRUNG UND KREBSENTSTEHUNG

	Speiseröhre	Magen	Leber
Obst und Gemüse	• (positiv)	• (positiv)	
Gepökeltes Fleisch	• (negativ)	• (negativ)	• (negativ)
Salz		• (negativ)	
Heiße Getränke	• (negativ)		
Alkohol	• (negativ)	• (negativ)	• (negativ)
Kaffee			• (positiv)
Vitamin D			• (positiv)

• negativer Einflussfaktor • positiver Einflussfaktor

Gene und Krebs

Gene speichern unsere Erbinformation. Diese Informationen bestimmen natürlich auch Eigenschaften wie Zellteilung, Zellwachstum und für die Zelle charakteristische Zellfunktionen. Werden diese Gene geschädigt, können Veränderungen der ursprünglichen Abläufe zur Entartung der Zellen und zur Entstehung einer Tumorzelle führen. Der genetische Code, die sogenannte DNS (Desoxyribonukleinsäure), verpackt als Doppelstrang in unseren Chromosomen, die im Zellkern unserer Zellen liegen, ist demzufolge geschädigt.
Unser Organismus hat Mechanismen entwickelt, dieses zu verhindern beziehungsweise geschädigte DNS wieder zu reparieren. Weil auch in einem gesunden Körper täglich über 100 000 solcher Schäden auftreten, sind diese Mechanismen unerlässlich, um Krebszellen erst gar nicht entstehen zu lassen. Un-

INFO

VERSCHIEDENE KREBSARTEN – EINE BEGRIFFSDEFINITION

Krebs ist nicht gleich Krebs, deshalb hier eine kurze Übersicht zur Unterscheidung der Krankheitsformen:

- Karzinome: sind die häufigste Krebsform. Entweder entarten Schleimdrüsen wie bei Brust-, Darm- und Prostatakrebs oder andere Zellschichten, wie tiefer gelegene Zellschichten bei Magen-, Darm-, Lungen-, Blasen- und Nierenkrebs.
- Sarkome: Tumorarten, die von Knochen und Bindegewebe (Muskeln, Fettgewebe, Blutgefäße, Lymphgefäße) ausgehen.
- Leukämie: Tumor der weißen Blutzellen (Abwehrzellen) mit massiver Erhöhung von weißen Blutzellen. Gleichzeitig werden Blutzellen wie rote Blutkörperchen (Erythrozyten: ery = rot) oder Zellen der Blutgerinnung (Thrombozyten: thrombos = Gerinnsel) verdrängt. Die entarteten weißen Blutzellen (Leukozyten: leukós = weiß) selbst verlieren dabei ihre ursprüngliche Funktion der Immunabwehr.
- Lymphom: Entartung der Lymphozyten (Abwehrzellen gegen Viren) mit Wachstum der Lymphknoten.
- Multiples Myelom: Entartung von sogenannten Plasmazellen (Immunzellen, die Antikörper bilden).
- Melanom: Tumor der Melanozyten (Zellen, die Pigment für die Hautfarbe bilden).

ser System kann Zellwachstum und Zellteilung begrenzen, indem er es durch die sogenannten Suppressor- oder Reparaturgene kontrolliert. Andere Gene wiederum können die beschädigte DNS wieder reparieren. All das gewährleistet eine kontinuierliche Reparatur der DNS bei zum Beispiel permanenter Schädigung durch Strahlung, Viren, Rauchen oder anderen Umweltgiften. Zellen sind, je älter sie sind, umso anfälliger für Fehlfunktionen. Umso schlechter funktionieren ihre Reparaturmechanismen. Deshalb treten Krebserkrankungen mit dem Alter deutlich häufiger auf, die meisten Fälle werden zwischen dem 60. und 70. Lebensjahr verzeichnet.
Bei Krebsarten wie dem genetischen Brust-, Eierstock- sowie Darmkrebs sind diese Reparaturmechanismen in jedem Lebensalter nur sehr eingeschränkt funktionsfähig oder völlig funktionsunfähig. So erkranken Personen mit familiärem Darmkrebs bereits mit 20 bis 30 Jahren an Darmkrebs und circa 60 bis 80 Prozent der Frauen in ihrem Leben an Brust- und / oder Eierstockkrebs, wenn ein Defekt der Reparaturgene vorliegt (bei Brustkrebs ist dies ein Defekt der Gene BRCA1 und BRCA2).

Ausbreitung von Krebs

Zu Beginn entsteht eine Krebszelle, die sich durch unkontrollierte Zellteilung und fehlende Hemmung zunächst lokal vermehrt. Der Krebszellenverbund kann in umliegendes Gewebe einwachsen, dessen Zellen verdrängen und dadurch die lokalen Grenzen des Gewebes verlassen. Dies wird als »krebsartige« Ausbreitung bezeichnet. Die Krebszellen können nun über das System der Lymphbahnen Gewebeflüssigkeiten aber auch Zellen wie Krebszellen aus Zellverbünden aufnehmen und in angrenzende Lymphknoten transportieren. Diese Knoten sind Filterorgane der Lymphe, in denen die Abwehrzellen gespeichert sind, die wiederum Krebszellen unschädlich machen können. Sind die Tumorzellen einmal in den Lymphknoten, können sie auch Anschluss an das Blutgefäßsystem, die Venen, gewinnen, in andere Organe gelangen und sich weiter ausbreiten.

Fernabsiedlung in andere Organe

Als »Metastasen« werden sogenannte Fernabsiedlungen von Krebszellen wie zum Beispiel aus dem Dickdarm, der Prostata oder der Brustdrüse bezeichnet. Brustkrebszellen etwa gelangen häufig über den Blutweg in den Knochen, während Krebszellen aus dem Magen-Darmtrakt oft in die Leber – das große Filterorgan des Darms – gelangen und dort Metastasen bilden. Diese Metastasen beeinträchtigen letztendlich die eigentliche Funktion jener Organe, in die sie sich absiedeln: Krebszellen, die über die Blutbahn in Leber oder Lunge kommen, schränken deren Funktion ein.

Krebstherapie

Zur aktuellen Standardtherapie bei Krebspatienten zählen die Operation, eine Chemo-, Strahlen- und Hormon- beziehungsweise Immuntherapie. Diese Schritte können einzeln oder in Kombination, abhängig von der jeweiligen Diagnose, ablaufen. Ziel der Maßnahmen dieser Krebstherapien ist die Entfernung des Tumors inklusive seiner Absiedlungen. Bei besonders schnell wachsenden Tumoren kann eine Bestrahlung die postoperativ verbliebenen Tumorzellen abtöten. Alternativ oder ergänzend kann eine Chemotherapie erforderlich sein. Diese vermag ebenso sich schnell teilende Tumorzellen im ganzen Körper zu eliminieren. Ergänzende Antikörpertherapien versuchen tumorspezifische Wachstumseigenschaften zu hemmen (so beispielsweise Herceptin bei Brustkrebs). Eine Immuntherapie, die besonders in den letzten Jahren Erfolge bei einigen fortgeschrittenen Tumoren erzielen konnte, versucht Tumorzellen zu »demaskieren« und für das körpereigene Immunsystem erkennbar zu machen.

INFO

MÖGLICHE NEBENWIRKUNGEN DER KREBSTHERAPIE

- Allgemeiner Leistungsabfall
- Geringere körperliche Fitness
- Verlust von Lebensqualität
- Appetitlosigkeit
- Trockene Schleimhäute
- Antriebslosigkeit
- Psychische Belastung (Depression, Angstzustände, Schlafstörung)
- Geringeres Selbstvertrauen
- Verändertes Körpergefühl
- Müdigkeit / »Fatigue-Syndrom«
- Geringere Muskelmasse
- Osteoporose
- Koordinationsschwierigkeiten
- Geschmacksveränderungen

Nebenwirkungen der Tumortherapie

Jede Tumortherapie tötet nicht ausschließlich Krebszellen ab, sondern schädigt auch gesunde Zellen. Speziell Organe mit naturgemäß schneller Zellteilung wie zum Beispiel Haarzellen, Mund- und Darmschleimhaut, oder auch Blut, sind besonders von Nebenwirkungen in der Behandlung mit Chemotherapeutika betroffen.

Schädigungen etwa am Herzen oder dem Nervensystem können nach bestimmten Chemotherapien auch verzögert auftreten, oft in Form einer Herzmuskelschwäche – gerade bei Strahlen- und einigen herzschädigenden Chemotherapien bei Brust- und Lungenkrebs.

Wer sich in einer Chemotherapie befindet, kann in den Finger- und Fußspitzen bis hin zu den Unterschenkeln (sogenannte Polyneuropathie) Missempfindungen oder Sensibilitätsverlust bemerken. Dies geht in der Regel innerhalb eines Jahres nach der Therapie zurück, selten kann die Schädigung auch dauerhaft bestehen bleiben. Dieser Fall hat Einfluss auf ein körperliches Training und muss im Trainingskonzept berücksichtigt werden.

Chronisches Müdigkeits-Syndrom (Fatigue-Syndrom)

Viele Patienten berichten über allgemeine Müdigkeit, die nicht nur direkt nach einem Chemotherapietag auftritt, sondern zum Teil weit über die akute Therapie hinaus andauert. Zunächst äußert sich dies in einer Abgeschlagenheit und Antriebsarmut, was insgesamt natürlich eine vermehrte Einschränkung der körperlichen Belastbarkeit bedeutet.

Dadurch sind diese Patienten natürlich weniger aktiv und büßen somit Muskelmasse und ihre körperliche Belastbarkeit ein: eine »Spirale«, die schließlich zu einer weiteren Verschlechterung des Allgemeinzustandes führt. Die Herausforderung für Patienten und Therapeuten ist, all diesen Faktoren entgegenzuwirken. Und es ist speziell eine Sport- und Bewegungstherapie, die diese Abwärtsspirale aufhalten kann.

Bei rund 80 Prozent der Krebspatienten bringt eine Chemo- oder Strahlentherapie das sogenannte »Fatigue-Syndrom« (Erschöpfungssyndrom) mit sich. Über 30 Prozent der Patienten, welche die Krebserkrankung überwunden haben, geben an, noch Jahre nach Abschluss der Behandlungen unter mangelnder Energie und unter Antriebslosigkeit zu leiden.

Das Fatigue-Syndrom: schwierig einzuschätzen

Dieser Erschöpfungszustand ist für den Arzt häufig nur schwer diagnostizierbar, da viele Messgrößen, wie elektrische Hirnströme, Nervenleitfähigkeit oder Konzentrationsvermögen, objektiv nicht eingeschränkt sind – die Patienten klagen aber subjektiv über deutliche Symptome, besonders über Müdigkeit, eingeschränkte kognitive Leistung und körperliche Abgeschlagenheit. Schnelle Erschöpfbarkeit, allgemeiner Schwächezustand, Antriebslosigkeit und Schläfrigkeit, auch gepaart mit einem verlangsamten Denkvermögen, können ein Hinweis auf das Fatigue-Syndrom sein. Oft raten Mediziner dann dem Patienten oder der Patientin, die täglichen Aktivitäten einzuschränken. Ein Fehler, denn weniger Aktivität verschlimmert tatsächlich den Erschöpfungszustand. Von Vorteil wäre hier allerdings genau das Gegenteil: ein gezieltes, dem Stand der Erschöpfung angepasstes körperliches Training als wirksames und vor allem gänzlich nebenwirkungsfreies Mittel gegen das Erschöpfungssyndrom.

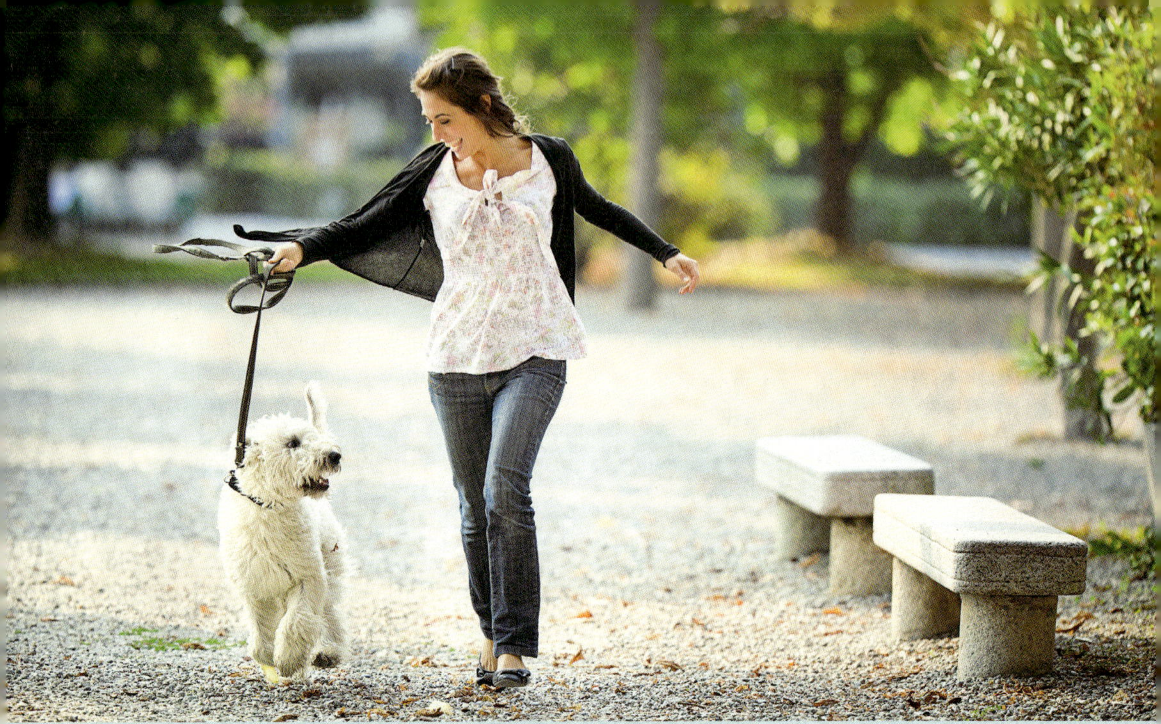

KÖRPERLICHE AKTIVITÄT UND DAS KREBSRISIKO

Viele Studien können einen Zusammenhang zwischen Bewegungsmangel und Herzkreislauferkrankungen nachweisen – doch wie sieht es bei dementsprechenden Untersuchungen zur Krebsentstehung aus? Einige wenige Studien ergaben einen eindeutigen Zusammenhang zwischen körperlicher Aktivität und der Häufigkeit beziehungsweise einem geringeren Auftreten von Darmkrebs und Brustkrebs.

So zeigt sich an fast 80 000 Krankenschwestern aus den USA im Alter zwischen 40 und 60 Jahren, dass sehr aktive Frauen ein um 27 Prozent geringeres Darmkrebsrisiko aufweisen als komplett inaktive Frauen (»Nurses' Health Study«). Bereits ein bis zwei Stunden Spazierengehen pro Woche konnte das Krebsrisiko, welches vor allem das untere Drittel des Darms betrifft, substantiell senken.

Haben körperlich Inaktive ein erhöhtes Krebsrisiko?

Zusammenstellungen vieler Studien belegen, dass regelmäßige körperliche Aktivität das Risiko für eine Darmkrebserkrankung um 20 bis 30 Prozent vermindern kann.
Ähnliches zeigt sich auch für Brustkrebs. Hier unterstützen die Studien, dass eine körperliche Aktivität das Risiko ebenfalls senken kann.
Die Auswertung einer norwegischen Studie an über 25 000 Frauen in einem Beobachtungszeitraum von fast 14 Jahren ergab, dass das Brustkrebsrisiko durch moderates körperliches Training um 25 Prozent, bei intensivem Sport sogar um 45 Prozent gesenkt werden konnte.
Zu ähnlichen Ergebnissen kommt eine Beobachtungsstudie an über 32 000 Frauen nach der Menopause: In einem Beobachtungszeitraum von zehn Jahren wurden 1 506 Fälle von Brustkrebs festgestellt. Es zeigte sich, dass diejenigen mit regelmäßiger ausdauernder körperlicher Aktivität ein deutlich niedrigeres Risiko (minus 19 Prozent) hatten, zu erkranken.

Verhindert körperliches Training die Tumorentstehung?

Risikofaktoren für die Entstehung von Darm- aber auch von Brustkrebs sind unter

INFO

BEI WELCHER TUMORART HILFT KÖRPERLICHE AKTIVITÄT?

Tumorart	Risikoreduktion durch körperliche Aktivität
Dickdarmkrebs	●●●
Brustkrebs	vor den Wechseljahren: ● nach den Wechseljahren: ●●
Gebärmutterkörperkrebs	●●
Prostatakrebs	●
Lungenkrebs	●
Bauchspeicheldrüsenkrebs	●
Enddarmkrebs	vermutlich kein Zusammenhang
andere Tumorarten	zu wenige Studien für eine Einschätzung

●●● Überzeugende eigenständige Risikoreduzierung ●● wahrscheinlich eigenständige Risikoreduzierung
● begrenzt eigenständige Risikoreduzierung (World Cancer Research Fund 2007)

anderem Rauchen und Alkohol. Daneben spielen Körpergewicht, Nahrungsmittel und deren Zubereitung sowie die körperliche Aktivität eine wichtige Rolle. Die grundlegenden Mechanismen auf molekularer Ebene, also wie und warum körperliches Training die Bildung von Polypen im Dickdarm oder die Tumorentwicklung in der Brustdrüse beeinflusst, ist bisher allerdings nur ansatzweise verstanden.

Körperliches Training, Stoffwechsel und Krebs

Körperliches Training hat zweifellos einen zentralen Einfluss auf den Energiestoffwechsel. Während der muskulären Belastung werden Zucker und Fettsäuren verbraucht und der Körper passt sich langfristig an, Transport und Verbrauch dieser Energiequellen in der Muskulatur werden optimiert.

WICHTIG

AKTIV GEGEN KREBS

Die Bedeutung von körperlicher Aktivität, Ernährung und Körpergewicht für die Tumorentstehung:

- Übergewicht und Insulinstoffwechsel beeinflussen die Entstehung von Brust- und Darmkrebs.
- Übergewicht und Inaktivität begünstigen chronische Entzündungsprozesse und fördern die Entstehung von Brust- und Darmkrebs.
- Eine eingeschränkte Immunabwehr begünstigt die Entstehung von Tumoren.
- Bei der Ernährung gelten Antioxidantien und Farbstoffe in Obst und Gemüse, sogenannte Flavonoide, als Schutz vor Krebsentstehung; ein definitiver wissenschaftlicher Nachweis ist allerdings nicht erbracht.
- Eine verlängerte Stuhltransitzeit scheint die Darmkrebsentstehung zu fördern – bei körperlich aktiven Frauen und Männern ist die Stuhltransitzeit wiederum beschleunigt. Vorraussetzung dafür ist jedoch, dass sie sich auch vollwertig ernähren.
- Der Hormonstatus ist ebenfalls ein wichtiger Faktor bei der Entstehung von Tumoren. Das gilt insbesondere bei hormonabhängigen Krebsarten wie Brust-, Prostata- und Darmkrebs.
- Der positive Effekt von körperlichem Training wird mit dessen Einfluss auf die Muskulatur und ihre Hormone, die sogenannten Myokine, erklärt: sie verhindern die Tumorfrühstadien in Brust und Darm.

Normalerweise wird dieser Vorgang durch das Hormon Insulin aus der Bauchspeicheldrüse ermöglicht und gefördert. Ein stetiger wiederholter Reiz der Muskulatur ergänzt diesen Transportweg, indem mehr Zucker die Zellmembranen passiert. Dadurch werden Blutzucker und Fettsäurespiegel gesenkt und das Risiko für die Entwicklung einer Zuckerkrankheit, Diabetes mellitus Typ 2 (hohe Blutzucker- und Fettsäurespiegel) deutlich vermindert.

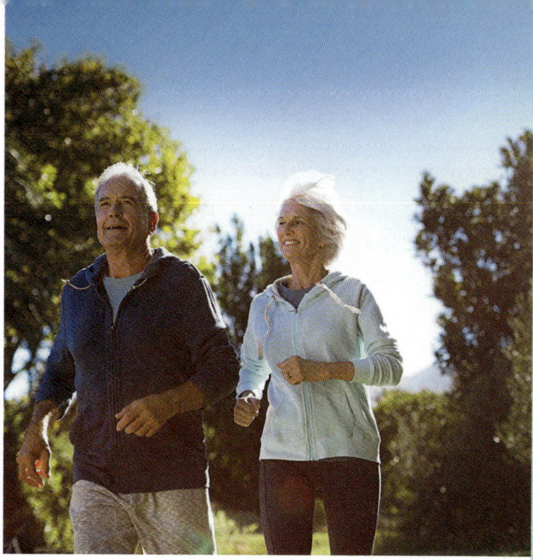

Laufen stärkt ihr Immunsystem und ist deshalb ein wichtiger Faktor, der das Krebsrisiko mindert.

Einfluss des Gewichts auf die Entstehung von Krebs

Auch ein zweiter Mechanismus des Trainings wirkt positiv auf die Gesundheit. Das Körpergewicht wird stabilisiert und gleichzeitig werden die Fettzellen kleiner, sind damit deutlich stoffwechselaktiver. Die Fettzellen, die Entzündungsfaktoren bilden, indem sie Entzündungshormone an das Blut abgeben, schütten nun weniger dieser Hormone in den Blutkreislauf aus. Dies betrifft auch Faktoren wie Interleukin-6, einen der zentralen Entzündungsfaktoren im Körper; oder den Tumor-Nekrose-Faktor Alpha (TNF-α) einen Entzündungsfaktor, der Tumorzellen zum Absterben bringen kann. Auch wenn dieses komplexe Gleichgewicht aus fördernden und hemmenden Entzündungsfaktoren insgesamt nur unzureichend verstanden wird, so lässt sich damit doch erklären, dass übergewichtige Typ-2-Diabetiker ein höheres Risiko für bestimmte Krebsarten wie Brust- Darm- und Prostatakrebs haben als schlanke, körperlich aktive Menschen. Schlüsselmechanismen der Körperzellfunktion, so zeigen aktuelle wissenschaftliche Daten, sind bei übergewichtigen Personen verändert und erhöhen damit nicht nur die Gefahr für Diabetes, Arterienverkalkung, Herzinfarkt und Schlaganfall, sondern auch das Risiko für die Entwicklung besonders von Brustkrebs.

Körperliches Training, unser Immunsystem und Krebs

Wie und warum sich körperliche Aktivität auf die Entwicklung von Krebszellen auswirkt, ist in ihrer Wirkung auf unser Immunsystem begründet. Es hat die Aufgabe, den Körper vor exogenen (äußerlichen) und endogenen (innerlichen) Schädigungen zu schützen beziehungsweise ihn bei deren Bekämpfung zu unterstützen. Bei der Erkennung und Bekämpfung von Krebszellen bilden die natürlichen Killerzellen (NK-Zellen) oder Abwehrzellen wie T-Lymphozyten, Makrophagen und Granulozyten die primäre Abwehr. Das sind körpereigene Abwehrzellen, die zur Zerstörung von Tumor-, abnormalen und virusinfizierten Zellen keine Aktivierung bestimmter Enzyme benötigen. Die größte Bedeutung für die unspezifische Abwehr von Tumor- und virusinfizierten Zellen wird allerdings den NK-Zellen zugeschrieben.

Nicht nur NK-Zellen unterstützen

Einen weiteren Abwehrmechanismus stellen die zytotoxischen T-Zellen dar, die ebenfalls in der Lage sind, Tumorzellen direkt zu zerstören. T-Helferzellen können hingegen nur indirekt durch die Produktion von Zytokinen (zum Beispiel Interferon) zur Vernichtung von Tumorzellen beitragen, indem sie Makrophagen und NK-Zellen zur Abtötung von Tumorzellen aktivieren. Das körperliche Training hilft dabei, die Anzahl und Aktivität der NK-Zellen zu erhöhen.

Körperliches Training, Muskelaktivierung und Krebs

Körperliche Belastung bedeutet Belastung der Muskulatur unter gesteigertem Energieverbrauch. Bis vor Kurzem glaubte man, dass die Muskulatur lediglich ein Organ zum Bewegen von Gelenken ist, neue Studien jedoch zeigen, dass die Muskeln selbst sehr stoffwechselaktiv sind und Informationen zu körperlichem Training an andere Organe weitergeben – hierbei dienen Hormone als Vermittler zwischen Muskelfasern und anderen Organen. Diese sogenannten »Myokine«, Botenstoffe aus der Skelettmuskulatur (immerhin eines der größten Organe des Menschen), werden bei jeder Belastung des Muskels in unterschiedlicher Konzentration ins Blut ausgeschüttet und gelangen über die Blutbahn auch an Organe wie Brustdrüse und Darmwand. Dort nehmen sie Einfluss auf das Wachstum von Zellen und somit auf die Bildung von gut- und bösartigen Zellverbänden.

Der SPARC-Faktor

Eine japanische Forschungsgruppe hat festgestellt, dass ein spezieller Faktor, genannt SPARC, im Muskel gebildet und bei körperlicher Belastung in das Blut abgegeben wird. SPARC ist ein Eiweiß, das an äußere Zellstrukturen binden kann und für die Kommunikation zwischen Zellen und deren Programmierung, also Wachstum und Zellteilung, mitverantwortlich ist. Interessanterweise kann SPARC das Zellwachstum von Darmkrebszellen und damit die Polypenbildung im Darm hemmen. Regelmäßige, moderate körperliche Aktivität steigert

die Ausschüttung von SPARC und kann die Anzahl von Vorstufen des Darmkrebses verhindern.
Auch die Mechanismen, die bei der Entstehung von Brustkrebs wirken, werden nun in den ersten Anfängen verstanden. So zeigen beispielsweise Daten in Tierstudien, dass das Blutserum von trainierten Mäusen die Zellteilung von Brustkrebszellen verhindern und deren Absterben begünstigen kann. Ein durch Training gestärktes Immunsystem kann also tatsächlich die Tumorentstehung unterbinden.

Fazit

Das allgemeine, bisher noch sehr oberflächliche Verständnis geht derzeit davon aus, dass durch körperliche Aktivität Gene für die Bildung von bestimmten Faktoren an- beziehungsweise abgeschaltet werden können. Diese Gene normalisieren oder reparieren den Zellzyklus, Entzündungsfaktoren oder andere Hormone wie SPARC, freigesetzt aus der Muskulatur, können sie dann lokal ihre Aufgabe erfüllen oder auch in anderen Organen wie Brustdrüse oder Darmschleimhaut wirken.

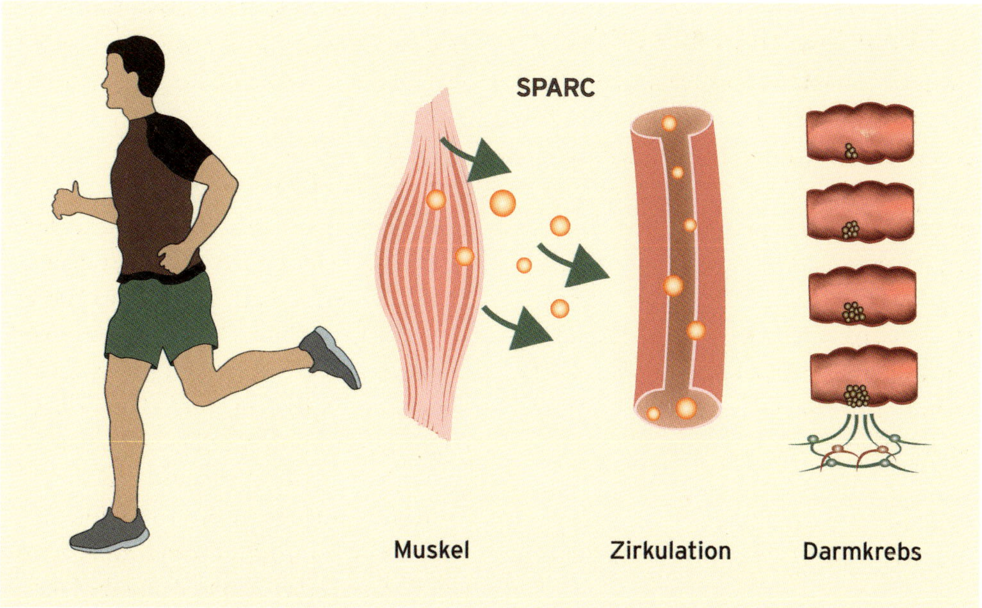

SPARC wird im Muskel gebildet und bei körperlicher Aktivität ins Blut abgegeben – so hemmt es das Wachstum von Darmkrebszellen und verhindert eine Polypenbildung.

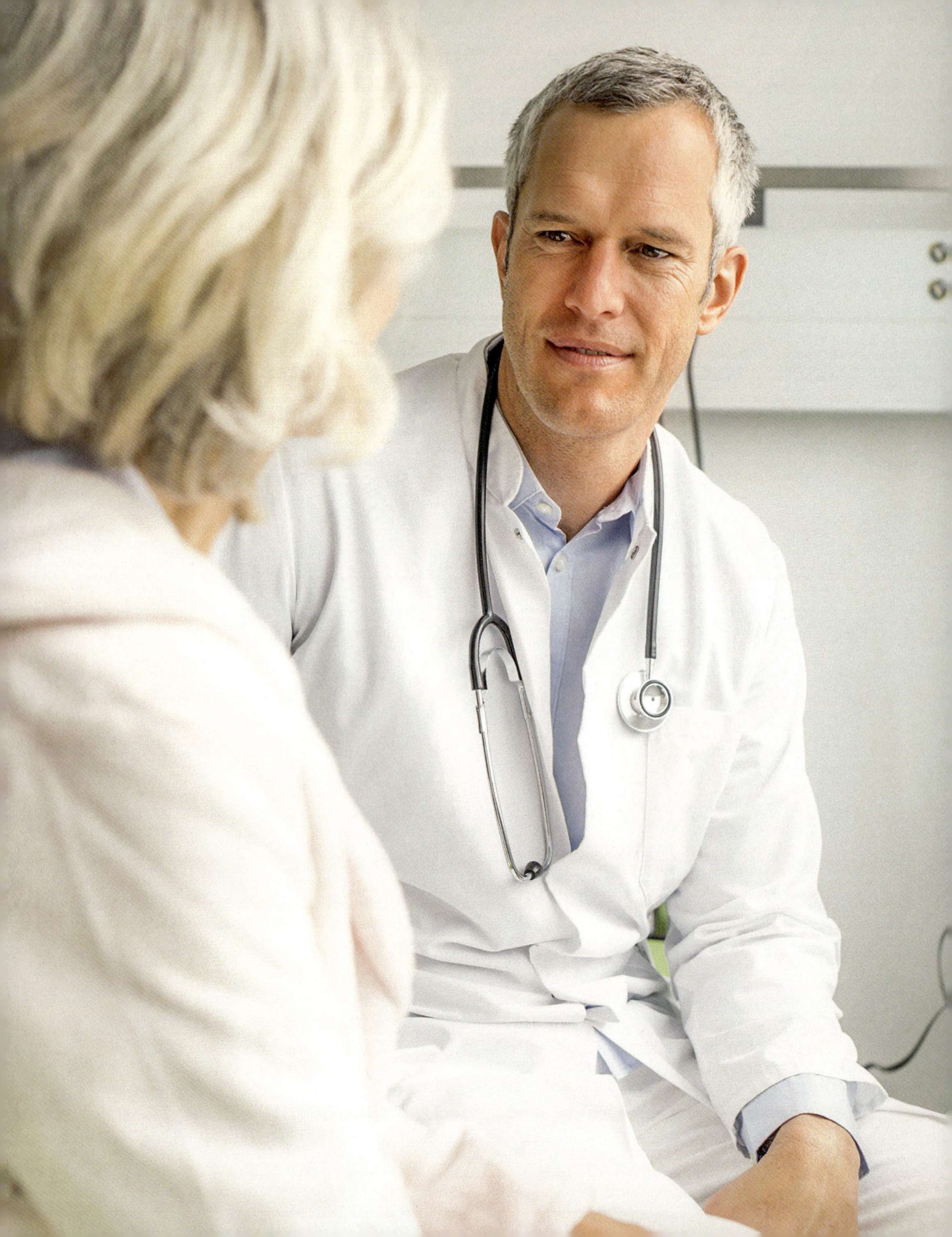

DARM-, BRUST- UND PROSTATAKREBS: EIN ÜBERBLICK

WELCHE RISIKOFAKTOREN EINE ROLLE BEI DER ENTSTEHUNG VON KREBS SPIELEN, WIE SIE IHN FRÜHZEITIG ERKENNEN UND WAS SIE DAGEGEN TUN KÖNNEN, FINDEN SIE AUF DEN FOLGENDEN SEITEN.

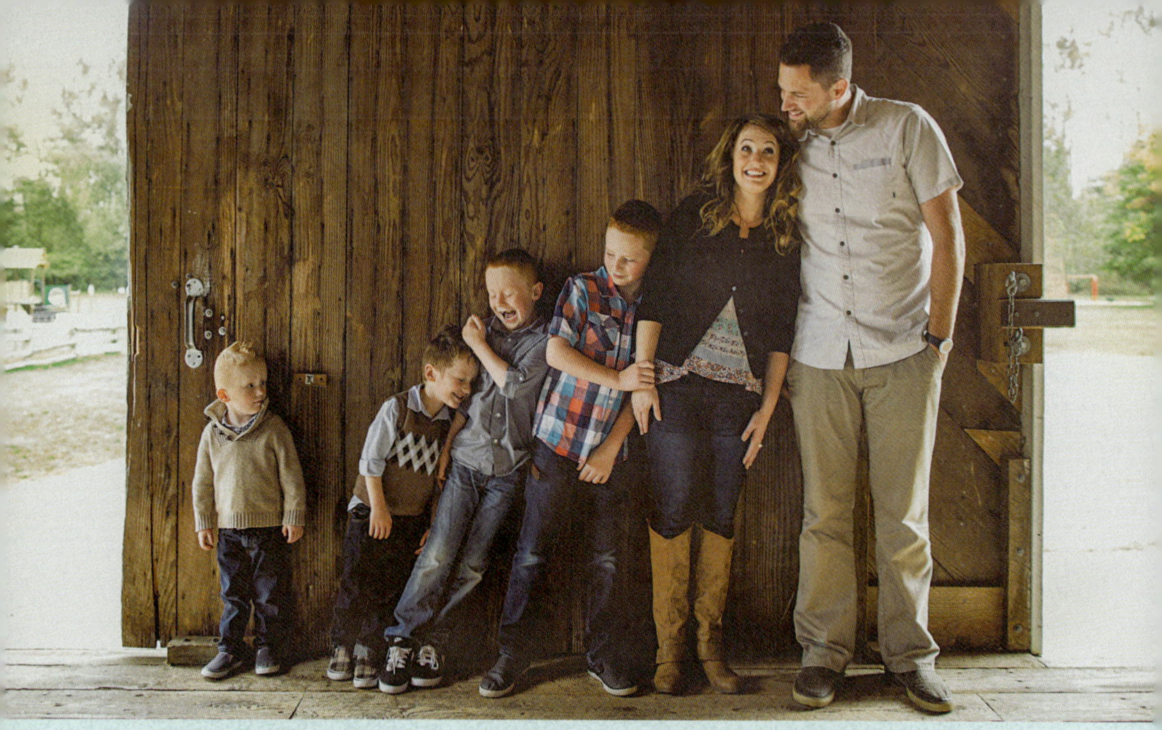

DARMKREBS – DIE HÄUFIGSTE KREBSERKRANKUNG

Die Krebserkrankung, die in Deutschland am meisten diagnostiziert wird, ist Darmkrebs: Pro Jahr sind 70 000 Personen davon betroffen. Der Enddarm, das letzte Teilstück des Dickdarms, ist das am häufigsten erkrankte Organ. Symptome sind wechselnder Stuhlgang von weich bis hart, Blähungen, dunkler bis zum Teil schwarzer Stuhl (älteres Blut), Blutauflagerungen (frische Blutung aus dem Tumor) und Stuhlverhalt.

Unklar ist, warum gerade der Dickdarm und das untere Ende weitaus häufiger, und dabei besonders stark, befallen ist als der Dünndarm. Risikofaktoren sind vor allem familiäre Vererbung und ein »ungesunder Lebensstil«. Aber nicht allein die Ernährungsweise (▸ **siehe Seite 14**), sondern auch körperliche Inaktivität und Rauchen müssen als weitere wesentliche Risikofaktoren berücksichtigt werden.

Darmkrebs – vererbbar?

Ähnlich wie bei Brustkrebs fällt auch bei Darmkrebs eine familiäre Häufung auf. In manchen Familien treten bereits im frühen Erwachsenenalter gehäuft Polypen auf, die zu überdurchschnittlicher Entartung neigen. Dies wird auch »Polyposis« genannt, was soviel bedeutet wie »viele Geschwülste« der Darmschleimhaut. Die betroffenen Personen sollten unbedingt jährlich mittels Darmspiegelung auf gutartige und entartete Polypen kontrolliert werden.
Darmkrebs kann aber auch gehäuft in Familien ohne diese vererbte Polyposis vorkommen. Sind bei Verwandten ersten Grades Darmkrebsfälle aufgetreten, so ist das Risiko für Darmkrebs insgesamt erhöht. Diese Familienmitglieder müssen sich bereits ab dem 45. Lebensjahr oder gegebenenfalls früher mittels Darmspiegelung untersuchen und schon vorher regelmäßig Blutuntersuchungen im Stuhl durchführen lassen, um mögliche bösartige Polypen zu entdecken.

Wie entsteht Darmkrebs?

Die Darmkrebsentstehung folgt einem charakteristischen Muster (▸ **siehe dazu die Abbildung auf Seite 30**). Bei dieser Erkrankung bilden sich zunächst gutartige Polypen, das sind Schleimhautwucherungen, die sich von Stecknadelkopfgröße über Monate und Jahre hin zu größeren Polypen entwickeln. Im Wachstumsverlauf entstehen in diesen Polypen auch bösartige Zellen, die jedoch zunächst auf die Polypen begrenzt bleiben. Erst später wandern sie in den Stiel und die Darmwand ein.
Solch ein Prozess dauert mehrere Jahre und durchschreitet gutartige Vorstadien. Durch eine einfache Darmspiegelung können frühere Veränderungen der Darmschleimhaut erkannt und die Polypen im gutartigen Stadium abgetragen werden. Deshalb ist die Darmkrebsvorsorge mittels Darmspiegelung so erfolgreich und kann die Häufigkeit von Darmkrebs vermindern.

Wie kann Darmkrebs frühzeitig erkannt werden?

Maßnahmen zur Früherkennung sind die Testung auf Blut im Stuhl direkt, über im-

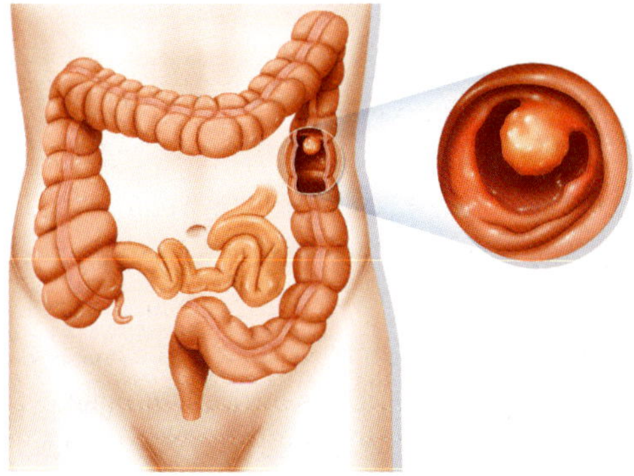

Ein Polyp (hier im Dickdarm) entsteht durch Wucherungen der Schleimhautzellen.

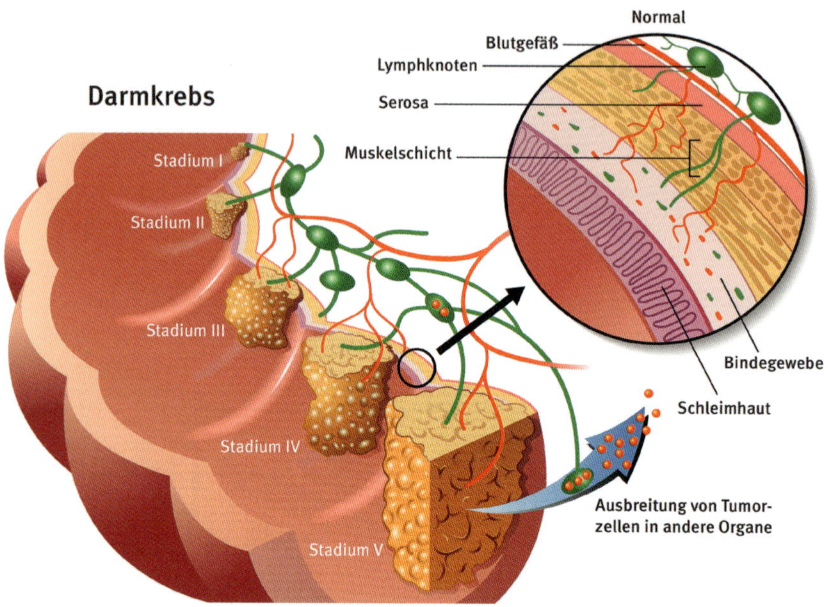

Der Darmkrebs begrenzt sich erst auf die Schleimhaut, kann sich dann auf die gesamte Wand ausdehnen, die Lymphknoten befallen und Fernmetastasen bilden.

WICHTIG

RISIKOFAKTOREN

Für die Entstehung von Darmkrebs spielen verschiedene Faktoren eine wichtige Rolle:

- Genetik
- Ernährung: hohe Kalorienzufuhr, wenig Ballaststoffe (zum Beispiel Obst und Gemüse)
- Übergewicht (BMI > 30 kg/m²)
- Körperliche Inaktivität
- Alkohol
- Rauchen

munologische Verfahren oder durch eine Darmspiegelung. Alternativ wird zur direkten Darstellung eine Computertomographie (Röntgenuntersuchung mittels computergesteuerter Schnitttechnik) angeboten, die aber mit einer hohen Strahlenbelastung einhergeht.

Die Darmspiegelung (Koloskopie) ist eindeutig das beste Verfahren, da sie die direkte Einsicht in den Darm ermöglicht und im gleichen Schritt Probeentnahmen von Gewebe durchgeführt oder verdächtige Polypen entfernt werden können. Koloskopien werden in Deutschland inzwischen flächendeckend angeboten und durchgeführt. Ab dem 55. Lebensjahr werden die Kosten dafür auch von den gesetzlichen Krankenkassen übernommen.

Welche Behandlungen gibt es bei Darmkrebs?

Falls der Darmkrebs in die tiefen Schichten der Darmwand eingedrungen ist oder bereits Lymphknoten befallen hat, muss dieser inklusive des angrenzenden Gewebes operativ entfernt werden. Häufig ist es möglich, die Enden, an denen der Darmabschnitt entfernt wurde, wieder miteinander zu vernähen, sodass die Darmkontinuität wieder hergestellt ist. Bei tief im Becken sitzenden Tumoren des Enddarms, besonders mit Befall der Region des Schließmuskels, ist diese Maßnahme oft nicht möglich beziehungsweise sinnvoll, sodass ein künstlicher Darmausgang (Anus praeter) notwendig wird. Auch wenn das Operationsgebiet nachbestrahlt werden muss, hat sich diese Lösung als ratsam erwiesen. Ergänzend beziehungsweise präoperativ wird dieses Therapiekonzept durch eine Chemo- und Strahlentherapie vervollständigt.

Welche Nachsorge ist bei Darmkrebs sinnvoll?

Neben der optimalen medizinischen Therapie ist eine ergänzende Behandlung notwendig, häufig im Rahmen der stationären Rehabilitation. Sie greift praktische Themen wie Probleme beim Stuhlgang, Fragen zur Ernährung oder Probleme mit dem künstlichen Darmausgang ebenso auf wie dessen psychologische Aspekte.

Wichtig ist außerdem ein körperliches Aufbautraining, das dem körperlichen Abbau während des stationären Aufenthaltes entgegenwirkt und in der direkten Rehabilitationsphase – und auch weit darüber hinaus – wahrgenommen werden sollte. Ein solches Training stellt nicht nur die körperliche Be-

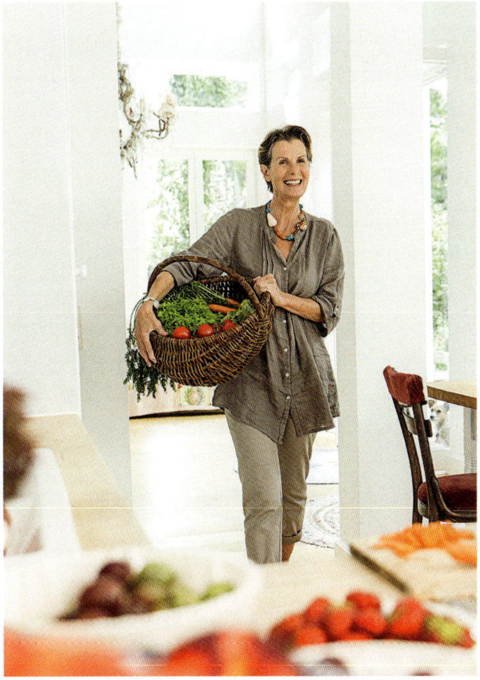

Die Ernährung spielt auch bei der Entstehung von Darmkrebs eine wichtige Rolle.

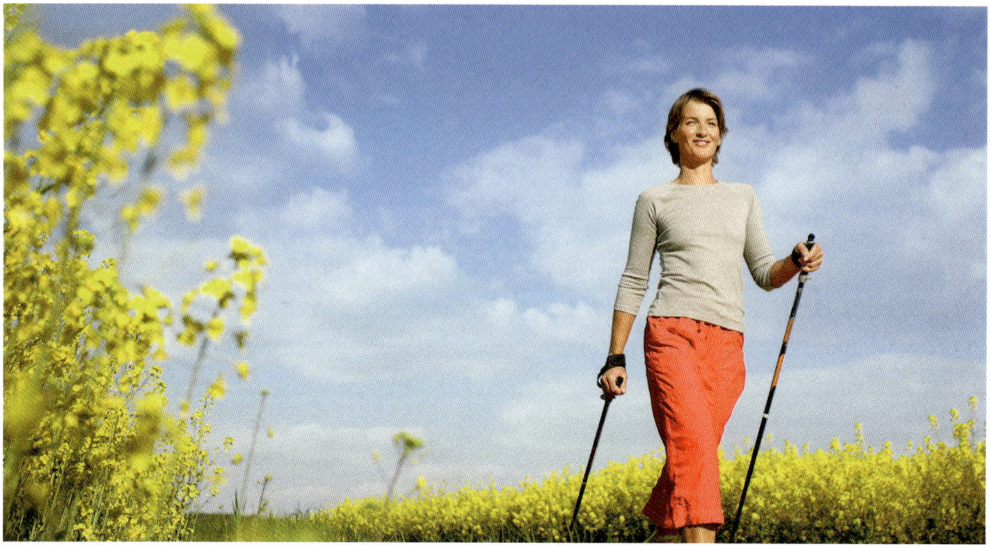

Nordic Walken, Spazierengehen oder aber Joggen – jede körperliche Aktivität vermindert das Krebsrisiko und wirkt sich auf bereits bestehende Krebserkrankungen positiv aus.

lastbarkeit und Reintegration in den Alltag wieder her, sondern ist gerade auch als »psychologische Stütze« zu sehen. Vor allem beim Darmkrebs hat sich gezeigt, dass eine Bewegungs- und Sporttherapie möglicherweise sogar die Prognose der Patienten verbessern kann.

Sporttherapie bei Darmkrebs: Was zeigen Studien?

Körperliches Training kann sich auch bei bereits bestehender Krebserkrankung sehr positiv auswirken. Große Studien aus Amerika und Australien konnten nachweisen, dass körperlich aktive Darmkrebspatienten eine bessere Prognose haben als inaktive – auch und gerade im höheren Alter um 70 Jahre und überdies bei Patienten mit Befall der darmnahen Lymphknoten.

Die medizinischen Daten und Selbstauskünfte zur körperlichen Aktivität von Ärzten und Krankenschwestern zweier großer Studien, der sogenannten »Health Professionals Follow-up Study« und der »Nurses' Health Study« wurden über Jahre nachbeobachtet und brachten sehr erstaunliche Ergebnisse zutage.

So zeigte sich ein eindeutiger Zusammenhang zwischen Aktivität und Überleben.

Diejenigen, die körperlich mehr als dreieinhalb Stunden pro Woche zügig spazieren gingen, hatten einen deutlichen Überlebensvorteil. Bei noch höherem Umfang an Aktivität – vergleichbar mit ungefähr drei Stunden Joggen pro Woche oder alternativ fünf bis sechs Stunden zügigem wöchentlichem Spazierengehen – hatten diese Darmkrebspatienten eine sogar um mehr als 50 Prozent geringere Sterblichkeit.
Völlig überraschend war, dass Alter, Tumorstadium, Lymphknotenbefall oder körperliche Verfassung keinerlei Einfluss hatten; Patienten mit vermeintlich schlechterem Krankheitszustand und Prognose profitierten als gleichwertig von der körperlichen Aktivität.

Sind Sportler im Vorteil?

Beruhigend zu wissen: Ob man vor der Erkrankung Sportler war oder nicht, spielt keinerlei Rolle. Das »Aktiendepot« an körperlicher Aktivität und Sport, das im Laufe eines Lebens angesammelt wurde, ist nicht ausschlaggebend!
Nicht eine lebenslange, regelmäßige körperliche Aktivität, sondern das körperliche Training nach der Diagnosestellung, Therapie und Rehabilitationsphase der nächsten Jahre ist also für die Prognose entscheidend. Diese Tatsache unterstreicht die offensichtlich direkten Mechanismen, die durch das körperliche Training angesprochen werden und ein Fortschreiten der Erkrankung unterdrücken können.

DER FAKTOR »SPAZIERENGEHEN« BEI DARMKREBS

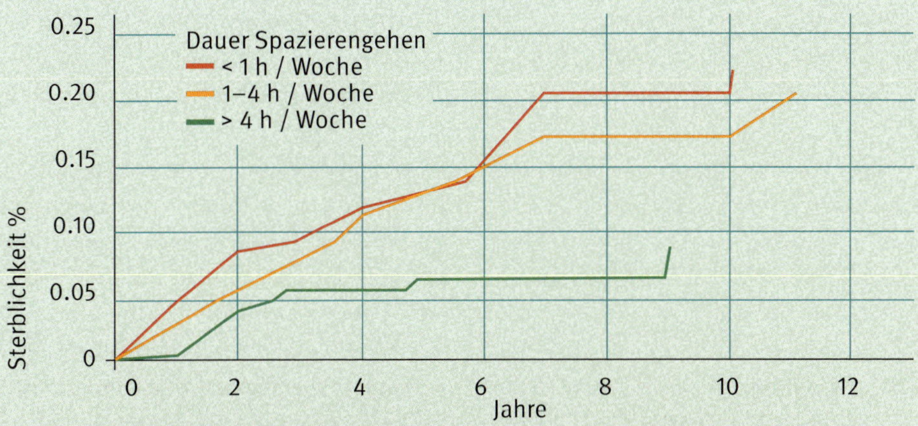

Beziehung zwischen körperlicher Aktivität nach der Diagnosestellung von Darmkrebs (Meyerhardt JA et al. J Clin oncol 2006; 24: 3527-34)

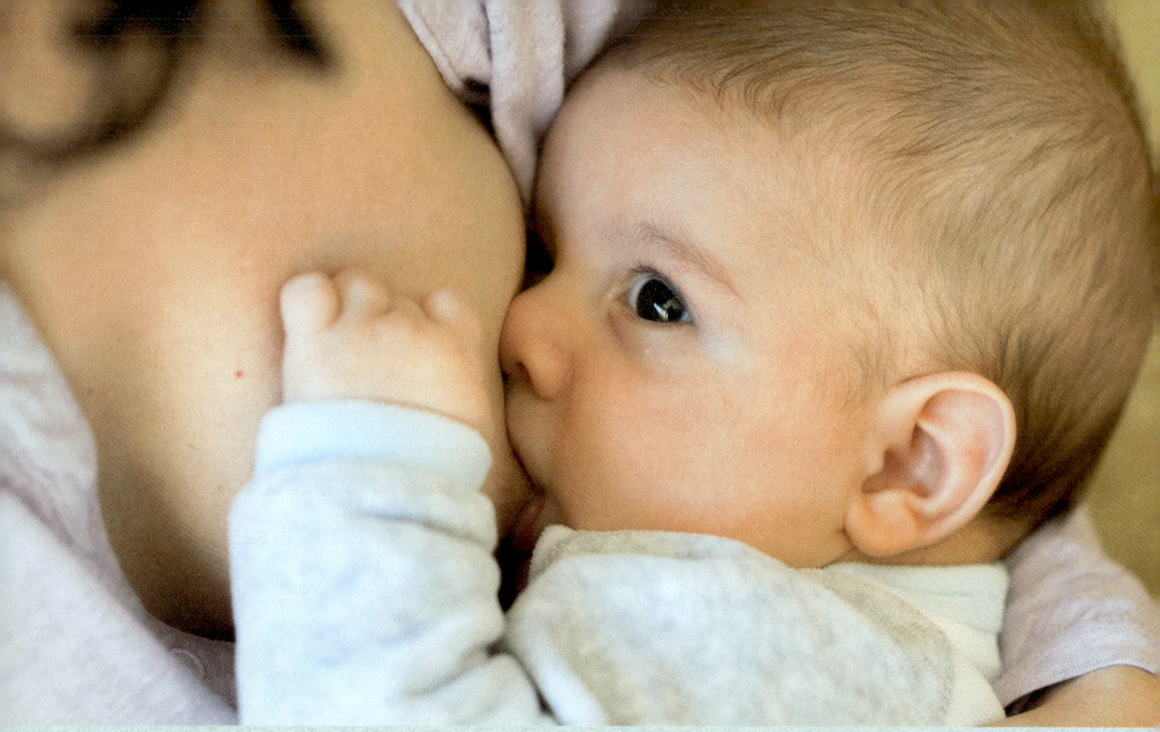

WAS FÜHRT ZU BRUSTKREBS?

Die häufigste Krebserkrankung von Frauen ist der Brustkrebs: jede achte Frau erkrankt an diesem Tumor, insgesamt 70 000 Frauen pro Jahr. Und immer mehr jüngere Frauen sind betroffen, wobei der Erkrankungsgipfel zwischen dem 55. und 60. Lebensjahr liegt. Der Ausgangspunkt für Brustkrebs sind die Brustdrüsen. Deren Zellen entarten besonders dann, wenn Risikofaktoren mit ins Spiel kommen. Die Kombination aus Vererbung, Umweltfaktoren, Hormonen, Lebensstil sowie die allgemeinen Alterungsprozesse sind als Ursache der Brustkrebsentstehung zu sehen.

Die familiäre Belastung und die Vererbung spielen sicherlich eine wichtige Rolle, wenn Reparaturgene wie das BRCA1- und BRCA2-Gen nicht vererbt werden. So können Genschädigungen nicht behoben werden und gehäuft Tumorzellen entstehen. Auch

Hormone wie Östrogene spielen eine wichtige Rolle, gerade bei langjähriger Einnahme als Antibabypille oder als Hormonergänzung in der Menopause. Schützende Faktoren wie häufige Schwangerschaften und lange Stillzeiten werden zum Teil auch auf deren günstige Hormonkonstellation zurückgeführt.

Besteht ein Zusammenhang zwischen Ernährung und Krebs?

Jenseits dieser Faktoren spielt der Lebensstil eine wesentliche Rolle. Deutlich wird dies am Beispiel der Auswanderung von Japanerinnen in die USA in den 20er- bis 40er-Jahren. Es zeigte sich, dass in Japan lebende Japanerinnen ein geringeres Risiko für Brustkrebs haben als in den USA wohnhafte Amerikanerinnen. Die eingewanderten Japanerinnen übernahmen in den ersten zehn Jahren teilweise den Lebensstil der Amerikaner. So behielten zwar viele ihre traditionellen Lebensgewohnheiten bei, doch in der Ernährung passten sie sich an.

Westliche Ernährungsgewohnheiten wirken negativ

Die in den USA lebenden Japanerinnen verzehrten nun amerikanische Lebensmittel mit höherer Kaloriendichte (Erhöhung um das 1,3-Fache) und höherem Fettanteil (Erhöhung um das 1,9-Fache), tranken mehr Alkohol und bewegten sich insgesamt weniger. In der Folge stiegen in der Kontrollgruppe Fälle von Übergewicht an, während gleichzeitig ein überproportionaler Verlust an körperlicher Fitness zu beobachten war. Und parallel stieg zehn Jahre nach der Auswanderung die Häufigkeit für Brustkrebs deutlich an.

Fazit

So war die Umstellung der Lebensweise mit anderen Nahrungsmitteln, neuen Umweltgiften und weniger körperlicher Bewegung eng mit dem Brustkrebsrisiko verbunden.

WICHTIG

RISIKOFAKTOREN ...

... für die Entstehung von Brustkrebs sind unterschiedlichster Art:

- Alter
- Genetische Faktoren
- Frühe Menarche (Regelblutung)
- Späte Menopause (Wechseljahre)
- Rauchen
- Alkohol
- Antibabypille
- Hormoneinnahme in den Wechseljahren
- Kurzes Stillen
- Übergewicht und Adipositas
- Körperliche Inaktivität

Früherkennung bei Brustkrebs

Je früher Brustkrebs entdeckt wird, umso besser sind die Chancen auf Heilung. Um dies zu gewährleisten, ist allen Frauen zu empfehlen, ab dem 20. Lebensjahr jährlich einmal zur Frauenärztin / zum Frauenarzt zu gehen. Diese / r sollte die Frauen hinsichtlich einer kompetenten und regelmäßigen Eigenuntersuchung der Brust instruieren. Wegen des Erkrankungsgipfels zwischen dem 50. und 70. Lebensjahr ist es ratsam, bei Frauen alle zwei Jahre eine Röntgenuntersuchung der Brust, eine sogenannte Mammographie, durchzuführen, um Frühstadien der Erkrankung zu entdecken.

TIPP

MERKMALE FÜR BURSTKREBS

Treten bei einer Selbstuntersuchung folgende Symptome auf, suchen Sie bitte Ihren Arzt auf:

- Schmerzloser Knoten in der Brust
- Knoten lässt sich nicht verschieben
- Einziehungen der Brustwarze
- Entzündungen und Absonderungen der Brutwarze
- Änderung der Form oder Größe der Brust
- Hautveränderungen wie Rötung, Schuppung, Entzündung (»Apfelsinenhaut«)
- Schwellungen in der Achselhöhle

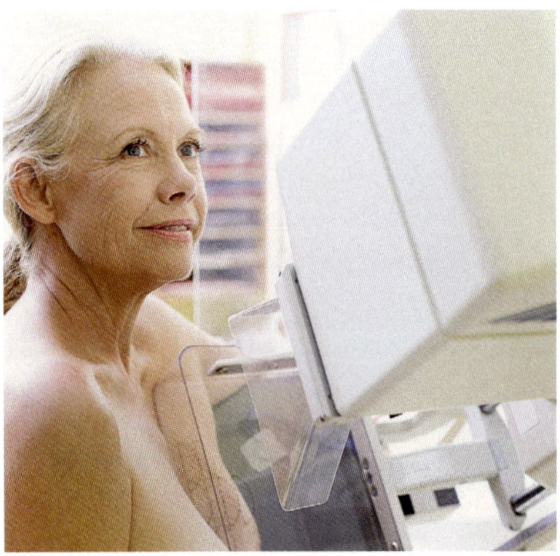

Brustkrebs frühzeitig entdecken: Frauen sollten ab 50 Jahre regelmäßig zur Mammografie gehen.

Therapie bei Brustkrebs

Die Therapie der Wahl ist die Operation. Sie verfolgt das Ziel, krankhaftes Drüsengewebe ebenso zu entfernen wie die angrenzenden Lymphknoten, die häufig in der Achselgrube liegen. Ergänzt wird die Therapie (nicht in allen Fällen, abhängig vom Tumorstadium) durch Bestrahlung, Chemo- und Antihormontherapie oder Antikörpertherapie. Chemo-und Antikörpertherapien belasten durch unterschiedliche Nebenwirkungen den Magen-Darm-Trakt, können aber auch Nerven und Herzfunktion beeinträchtigen.

Für eine Sporttherapie sind diese Nebenwirkungen genauso bedeutungsvoll wie die Folgen der Operation selbst (Bewegungseinschränkungen durch Narbengewebe). So kann die umfängliche Entfernung der Lymphknoten im Abflussgebiet der Achselregion beispielsweise den Abfluss der Lymphbahnen aus dem entsprechenden Arm beeinträchtigen.
Verstärkt werden mögliche Probleme durch eine Bestrahlung dieses Areals, was sich durch einen Lymphstau und eine Schwellung des Arms äußert. Sichtbar wird dies vor allem am Handrücken und an den Unterarmen. Dieses Lymphödem schränkt die Beweglichkeit des Arms entscheidend ein und muss bei der Sporttherapie auf alle Fälle berücksichtigt werden. Um den Abfluss zu fördern, sollte deshalb bei sportlichen Übungen ein Stützstrumpf getragen werden.

Beeinflusst körperliche Aktivität die Prognose?

Körpergewicht und tägliche Bewegung sind auch bei Brustkrebs von maßgeblicher Bedeutung für den Verlauf der Erkrankung. Eine Gewichtszunahme von sechs Kilo oder mehr verschlechtert nachweislich die Prognose der Patienten. Deshalb sollten Sie als Patientin darauf achten, Ihr Gewicht zu halten und möglichst gleichzeitig die Muskulatur zu aktivieren. Dafür ist ein körperliches Training unabdingbar.

Walken – nicht zu unterschätzen!

So haben körperlich aktive Brustkrebspatientinnen eine viel bessere Überlebensrate, selbst nach zehn Jahren. In diesen Studien zeigt sich, dass ein Trainingsumfang von mindestens zwei bis drei Stunden zügigem Walken pro Woche die größten Effekte hat. Über die positiven Gründe hierfür wird spekuliert. Ein möglicherweise entscheidender Faktor ist, dass körperliches Training die Verträglichkeit der Chemotherapie stark

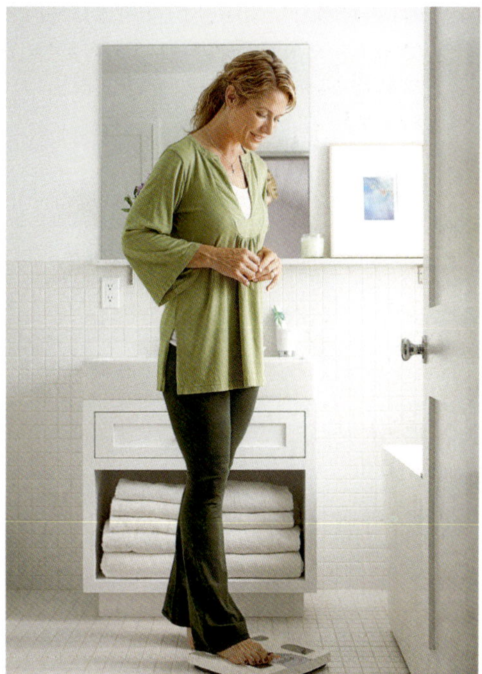

Das Körpergewicht spielt neben der Bewegung ebenfalls eine maßgebliche Rolle.

verbessert. Auch wenn die Studienlage noch relativ dünn ist, so zeigen neuere Daten aus Kanada eindrucksvoll, dass ein Training auch gerade während der Phase der Chemotherapie gut toleriert wird und offensichtlich auch positiven Einfluss auf die Prognose der Patientinnen hat.

In einem Untersuchungszeitraum von acht Jahren nach der Erstdiagnose überlebten 83 Prozent, die während der Chemotherapie trainierten, im Vergleich zu 76 Prozent, die dies nicht taten. Einige Frauen profitieren besonders von einer Sporttherapie: Frauen mit Übergewicht, im Tumorstadium II / III sowie diejenigen mit hormon- oder immunempfindlichem Krebs (Östrogenrezeptor-positive und Herceptin-positive Tumoren) und Patientinnen, die eine Chemotherapie aus Rindenextrakten der Eibe (Taxane) erhielten.

Chemotherapie ohne Unterbrechung wirkt am besten

Durch das begleitende körperliche Training traten weniger therapiebedingte Nebenwirkungen auf, die einen Abbruch der Chemotherapie bedingt hätten. Dadurch konnten mehr als 85 Prozent der geplanten Chemotherapien ohne Unterbrechung durchgeführt werden.

Dieser letzte Punkt ist sicherlich einer der wesentlichen Aspekte, warum man gerade unter Chemotherapie ein unterstützendes körperliches Training in Betracht ziehen

DER FAKTOR »SPAZIERENGEHEN« BEI BRUSTKREBS

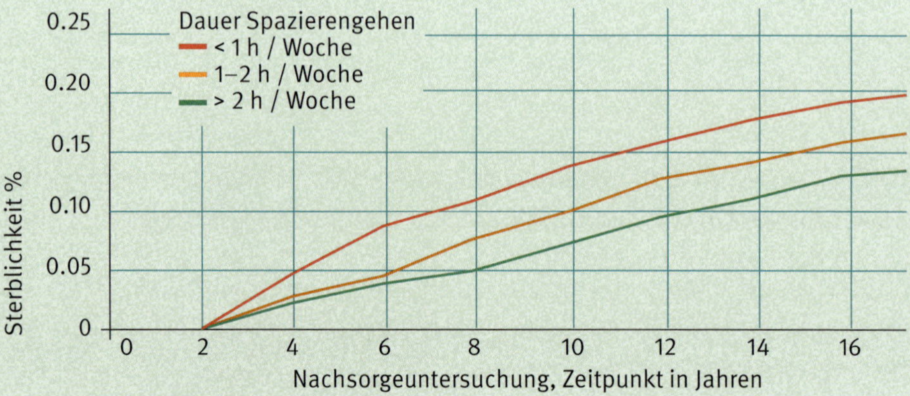

Beziehung zwischen körperlicher Aktivität und Sterblichkeit bei Brustkrebspatientinnen (Holmes D., et al *JAMA*. 2005;293:2479-2486)

sollte. Zum einen verbessert es die Verteilung der Substanz im Körper, zum anderen sind die Symptome der Nebenwirkungen in den Phasen zwischen den Chemotherapien bedeutend abgemildert. Patienten berichten über weniger Beschwerden und Schmerzsymptome. Vor allem auch die Psyche wird positiv beeinflusst: Schlafstörungen treten genauso deutlich weniger auf wie depressive Verstimmungen und Antriebslosigkeit. Während der Chemotherapie muss ein körperliches Training jedoch besonders genau dosiert und individuell angepasst werden. Zudem sollte beachtet werden, dass am Tag der Chemotherapie sowie am Folgetag eine körperliche Belastung wegen der Allgemeinsymptomatik häufig nur eingeschränkt möglich ist. Allerdings gibt es auch Patientinnen, die berichten, dass sie sich insgesamt besser fühlen, wenn sie bereits am Nachmittag des Chemotherapietages mit sehr leichtem Training beginnen, während andere überhaupt nicht dazu in der Lage sind. Ärzte sind manchmal zurückhaltend, körperliches Training während Chemotherapien mit Substanzen wie Doxorubicin (die die Herzmuskelzellen schädigen können) zu empfehlen. Diese Zurückhaltung am Tag der Chemotherapie ist sicherlich richtig. Es gibt andererseits aber auch Tierstudien, die positive Effekte zeigen: So konnte ein besseres Ansprechen beispielsweise von Hautkrebs auf diese Chemotherapie bei gleichzeitigem körperlichen Training nachgewiesen werden. Insgesamt scheint auch die schädigende Wirkung der Chemotherapie auf den Herzmuskel oder die Gehirnfunktion abgeschwächt zu sein. Durch ein gleichzeitiges körperliches Training werden die gefürchteten negativen Effekte der Chemotherapie gehemmt. Auch wenn wegen möglicher negativer Effekte auf das Herz derzeit noch Zurückhaltung am Tag der Chemo besteht, so ist ein Trainingsprogramm mit Hormonhemmern und Immunsuppresiva ohne Einschränkungen möglich.

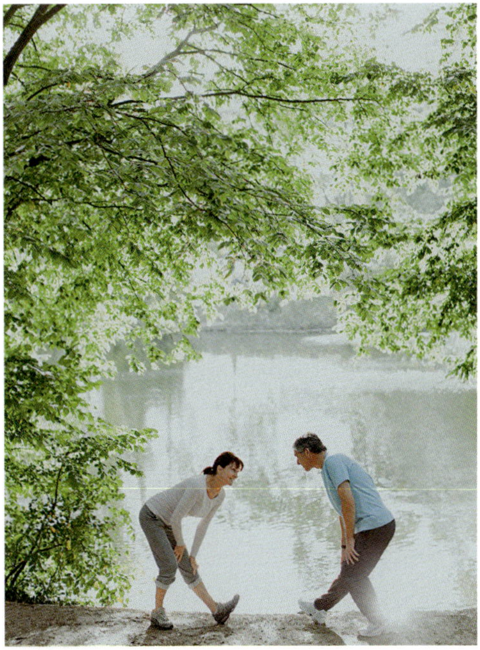

Bewegung – vor allem in der Natur – tut nicht nur Ihrem Körper, sondern auch Ihrer Seele gut.

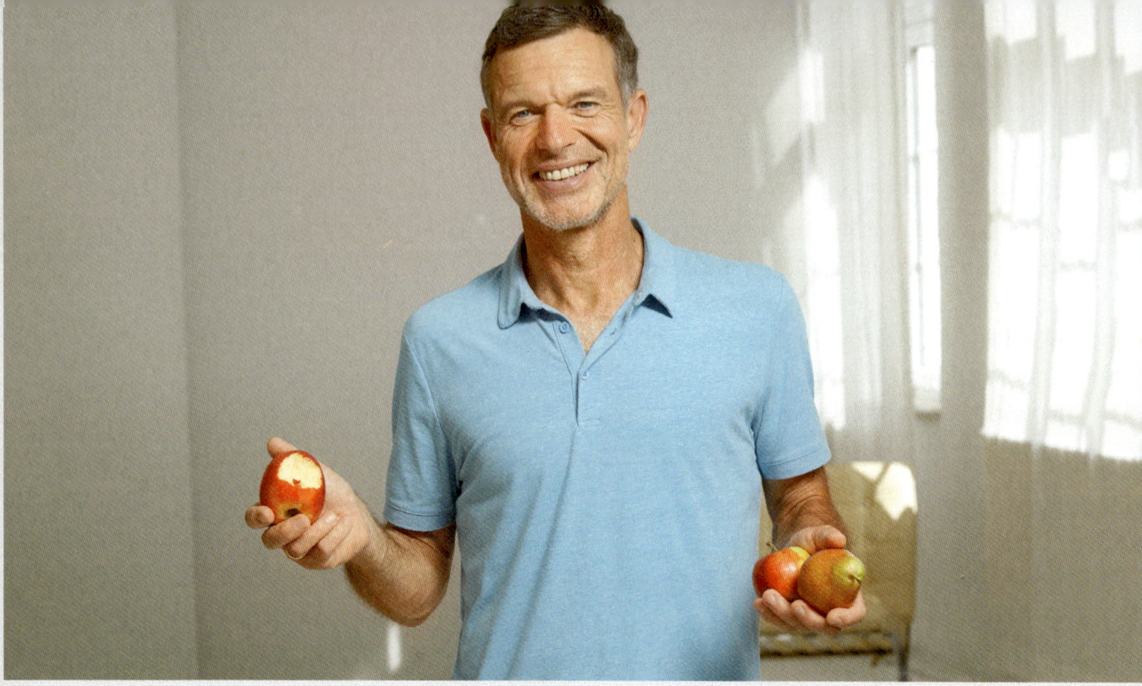

WIE ENTSTEHT PROSTATAKREBS?

Die Prostata (Vorsteherdrüse) ist eine Geschlechtsdrüse des Mannes, die Sekretflüssigkeit für den Samen aus dem Hoden ergänzt. Prostatakrebs entsteht aus der Entartung dieser Zellen und kann bereits im Alter von 30 Jahren auftreten. Die Häufigkeit steigt aber mit 50 stetig an und erreicht ihr Maximum ab dem 70. Lebensjahr. Zelluntersuchungen bei Männern jenseits des 80. Lebensjahrs zeigten bei 60 bis 70 Prozent der Männer bösartige Veränderungen der Prostata, die aber auf die Prostata beschränkt bleiben und nicht wachsen oder streuen. Symptome einer gut- oder bösartigen Prostatavergrößerung sind Nachlassen des Urinstrahls, stockender Urinfluss, häufiges Wasserlassen kleiner Urinmengen und häufigeres nächtliches Wasserlassen. Blut im Urin oder Sperma sind Alarmzeichen für eine mögliche Entartung.

Wenn Sie eines oder mehrere der genannten Symptome bemerken, sollten Sie eine gesicherte Diagnose durchführen lassen. Dazu wird mittels Ultraschall die Größe der Prostata vom anliegenden Darm aus bestimmt, um Struktur und Ausdehnung zu erfassen. Gleichzeitig gibt ein Blutwert, das sogenannte PSA (Prostata-spezifisches Antigen), Aufschluss, ob eine vermehrte Zerstörung von Drüsenzellen der Prostata vorliegt und so auch im Blut nachweisbar ist. Da bösartige Tumore zur Verdrängung und zur Zerstörung von gesundem Drüsengewebe führen, ist das PSA bei Prostatakarzinom-Patienten in der Regel erhöht. Zur Sicherung der Diagnose wird in vielen Fällen eine Probeentnahme von Gewebe, eine sogenannte Biopsie, notwendig, um die Zellen unter dem Mikroskop hinsichtlich ihrer Gut- oder Bösartigkeit zu bestimmen.

Wahrscheinliche Ursachen von Prostatakrebs

Die Ursachen für die Entstehung des Prostatakarzinoms sind bis heute weitgehend ungeklärt. Neben Faktoren wie Alter, Hormonstatus, ethnische Zugehörigkeit und Genetik werden zunehmend auch Umwelt- und Lebensstilfaktoren wie Ernährung, Übergewicht, körperliche Inaktivität, Rauchen oder Umwelteinflüsse diskutiert.

Und wie bei Brust- und Darmkrebs scheint auch eine familiäre Belastung mitverantwortlich zu sein. Zehn bis 15 Prozent aller Prostatakarzinome sind wahrscheinlich genetisch bedingt. Ein zwei- bis dreifach erhöhtes Risiko gegenüber der Normalbevölkerung, an Prostatakrebs zu erkranken, ergibt sich, wenn bei Verwandten ersten oder zweiten Grades (Vater, Brüder, Großväter, Onkel) ein Prostatakarzinom diagnostiziert wurde.

Erblicher Prostatakrebs tritt gehäuft schon bei Männern unter 50 Jahren auf. Studien an genetisch identischen Zwillingen belegen, dass die Vererbung zu circa 40 Prozent eine Rolle bei der Erkrankung spielt. Zudem zeigte sich auch, dass bestimmte Bevölkerungsgruppen wie Afroamerikaner in den USA ein höheres Erkrankungsrisiko haben, was die Bedeutung der genetischen Komponente unterstützt.

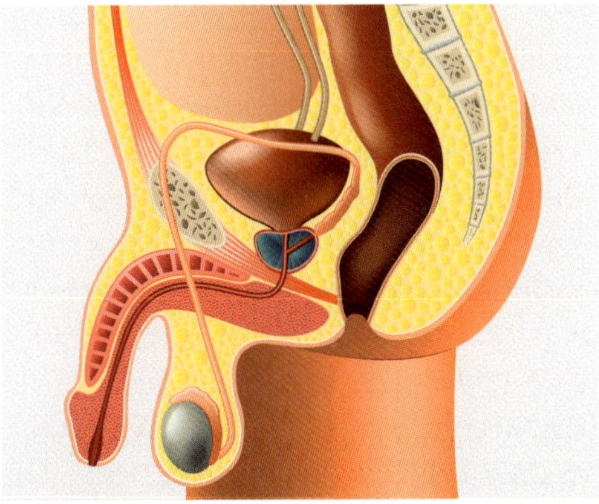

Hier blau eingefärbt: die Lage der Prostata im kleinen Becken.

INFO

RISIKOFAKTOREN

Nicht zu beeinflussende Faktoren für die Prostatakrebsentstehung:

- Lebensalter
- Männlicher Hormonspiegel
- Hautfarbe
- Genetik

Lebensstilfaktoren, über die man Einfluss nehmen kann:

- Ernährung
- Körperliche Inaktivität
- Übergewicht
- Rauchen
- Umwelteinflüsse

Wie auch beim Brustkrebs ist der geschlechtsspezifische Hormonstatus ein wichtiger Risikofaktor. Besonders das männliche Sexualhormon Testosteron und seine Abbauprodukte fördern die Zellteilung in der Prostatadrüse und somit häufig auch die Vermehrung der Krebszellen. Deshalb wird in der Prostatakrebstherapie auch eine sogenannte antiandrogene Therapie durchgeführt, um diesen ungünstigen Nebeneffekt des Testosterons zu hemmen.
Einen durchaus ernst zu nehmenden Faktor bei der Entwicklung von Prostatakrebs scheint die Ernährung darzustellen: Während die erste Generation der asiatischen Einwanderer in den USA noch ein deutlich niedrigeres Erkrankungsrisiko hat, zeigt bereits die zweite Generation nach Anpassung an den amerikanischen Ernährungsstil ein vergleichbar hohes Erkrankungsrisiko.

Früherkennung bei Prostatakrebs

Prostatakrebs verläuft in frühen Stadien häufig ohne Symptome und wird heutzutage hauptsächlich durch Vorsorgeuntersuchungen (Abtasten der Prostata über den Enddarm, PSA-Bestimmung im Blut, Ultraschall der Prostata) und gegebenenfalls Gewebeprobeentnahme entdeckt – leider geht aber nur jeder fünfte Mann zur Früherkennung. PSA-Wert-Erhöhungen können zum Beispiel auch eine Entzündung der Prostata zur Ursache haben. In der Ultraschalluntersuchung können nur Tumore identifiziert werden, die eine vom gesunden Prostatagewebe abweichende Gewebsdichte aufweisen. Bei mehr als einem Drittel aller Prostatakarzinome, insbesondere bei gut differenzierten Karzinomen, ist das nicht gewährleistet, sodass im Zweifel immer eine Gewebeprobe durchgeführt werden muss.

Therapie bei Prostatakrebs

Die Therapie des Prostatakarzinoms richtet sich unter anderem nach dem Tumorstadium, dem Nachweis von Absiedlungen in

Lymphknoten oder in anderen Organen (Fernmetastasen), dem Alter und auch nach dem Allgemeinzustand des Patienten. In Abhängigkeit von der gewählten Therapieform können zahlreiche unterschiedliche Nebenwirkungen auftreten, die für die spätere Rehabilitation und Bewegungstherapie von großer Bedeutung sind. Der Arzt hat zwei Möglichkeiten der lokalen Therapie des Prostatakarzinoms: operative Entfernung und lokale Bestrahlung.

Operative Entfernung der Prostata

Der Versuch der kompletten, das heißt »radikalen« operativen Entfernung der Prostata (radikale Prostatektomie) ist bei Patienten mit gutem Allgemeinzustand und einer Lebenserwartung von mindestens zehn Jahren die primäre Vorgehensweise. Nicht verschwiegen werden sollen Spätkomplikationen wie Harninkontinenz (vier bis zehn Prozent), Einschränkung oder Verlust der Erektion, die je nach Größe des Tumors, Operationstechnik und Operateur (Schonung der Nervenbahnen) unterschiedlich stark ausgeprägt sein können.

Strahlentherapie

Die primäre Strahlentherapie ist die Methode der Wahl, wenn der Allgemeinzustand des Patienten eine Operation nicht zulässt, der Tumor nicht mehr lokal auf die Prostata begrenzt ist oder ein operatives Vorgehen ausgeschlossen wurde. Als Nebenwirkungen der Strahlentherapie sind ebenfalls Erektions-, Blasenfunktionsstörungen sowie eine durch die Bestrahlung bedingte Entzündung der Blase und des Enddarms zu nennen. Auch mögliche Hautreizungen im Bereich des Schritts können Probleme, zum Beispiel beim Radfahren, bereiten.

Beeinflussung der Hormone

Ergänzend zur direkten Behandlung der Prostata mittels Operation und Bestrahlung wird ebenso versucht, den Einfluss der männlichen Hormone zu unterbinden, um das Tumorwachstum aufzuhalten. Dies kann entweder durch hemmende Medikamente oder durch die operative Entfernung der Hoden erfolgen, was bevorzugt bei Absiedlungen in Lymphknoten oder Fernabsiedlungen angewandt wird. Ein solcher Eingriff hat natürlich auch hormonbedingte Neben-

WICHTIG

NEBENWIRKUNGEN

Der abrupte Hormonmangel kann zu Nebenwirkungen führen wie zum Beispiel zu Schweißausbrüchen, Schlafstörungen, Gewichtszunahme, Muskelabbau, Leistungsminderung, Gefühlslabilität, starker Müdigkeit, Libidoverlust bis hin zu Gedächtnisstörungen.

wirkungen, welche denen der Wechseljahre bei der Frau entsprechen.
Nicht immer muss bei einer positiven Diagnose der Prostatakrebs sofort behandelt werden. Gerade im Alter wächst das Krebsgewebe sehr langsam und streut auch seltener. Das heutzutage angewandte Konzept heißt »Wait and Watch«, also »abwarten und beobachten«. Diese aktive Form der Überwachung bietet den Vorteil, dass die langzeitigen Nebenwirkungen ganz oder zumindest für eine Weile vermieden werden können. Nachteilig an dieser Methode ist das Risiko, dass trotz regelmäßiger Kontrollen und unauffälligen Laborwerten der Tumor unbemerkt fortschreitet, was die späteren Heilungschancen beeinträchtigen kann. Das sehr langsame Wachstum spricht jedoch dafür, dass man als älterer Patient diese Methode bevorzugt.
Insgesamt leiden Patienten nach der Behandlung an vielen objektivierbaren und subjektiven Krankheitssymptomen, die in ihrer Gesamtheit ein körperliches Trainingsprogramm einschränken beziehungsweise eine individuelle Anpassung an jeden Patienten notwendig machen.

Beeinflusst körperliche Aktivität das Prostatakrebsrisiko?

Während der positive Einfluss körperlicher Aktivität auf Brust- und Darmkrebs durch vielfältige Untersuchungen belegt ist, ist die Sachlage beim Prostatakarzinom uneinheitlich. Offensichtlich spielen Hormone eine entscheidendere Rolle als körperliche Aktivität – wobei es Hinweise auf die Einflussnahme von körperlicher Aktivität auf den Hormonstatus gibt, was wiederum das Erkrankungsrisiko beeinflussen kann.

INFO

KÖRPERLICHES TRAINING

Ein angepasstes Programm bringt immense Vorteile bei Prostatakrebs:

- Regelmäßiges Training kann die Prognose verbessern.
- Intensität und Umfang der körperlichen Aktivität sind entscheidend.
- Das Ausdauertraining scheint besonders effektiv zu sein.

Hat körperliche Aktivität Einfluss auf die Prognose?

Patienten mit Prostatakrebs sind meist nicht die jüngsten, doch ist auch für sie körperliche Aktivität aus vielerlei Aspekten sinnvoll. Gerade ältere Menschen sind körperlich weniger fit und starten somit von einem niedrigen Niveau. Doch wissenschaftliche Daten und eigene Erfahrungen zeigen, dass gerade Senioren sich konditionell schnell verbessern. Die sogenannte »Health Professionals

Follow-up Study«, die über 51 000 gesunde Männer aus dem Gesundheitswesen von 1986 bis 2008 beobachtet und sie alle zwei Jahre unter anderem nach ihrer körperlichen Aktivität mittels Fragebogen interviewt hat, konnte zwar keine Beziehung zwischen regelmäßiger Aktivität und dem Auftreten von Prostatakrebs feststellen – allerdings entwickelte sich die Prognose derer, die im Befragungszeitraum einen Prostatakrebs entwickelten (2 705 Patienten), sich ganz eindeutig abhängig von ihrer körperlichen Aktivität. Je mehr sich die Patienten bewegten, umso höher waren ihre Überlebenschancen.

Dass die Intensität und Dauer der jeweiligen körperlichen Aktivität von Bedeutung ist, verdeutlicht eine Untersuchung, die Dauer und Geschwindigkeit des Spazierengehens bei Prostatakrebs-Patienten in Beziehung setzte. Die Prognose für Männer, die schneller als fünf Kilometer pro Stunde (zügiges Spazierengehen) und mehr als drei Stunden die Woche zu Fuß unterwegs waren, war deutlich besser als für diejenige, die langsamer und weniger oft aktiv waren.

Das heißt, dass offensichtlich zelluläre Mechanismen im Körper angesprochen werden, die erst durch höheren Energieumsatz oder auch höhere Herzkreislaufzirkulation angeregt werden – anders als durch niederschwelliges Training. Gerade bei Prostatakrebs scheint somit ein Ausdauertraining besonders effektiv zu sein.

DER FAKTOR »SPAZIERENGEHEN« BEI PROSTATAKREBS

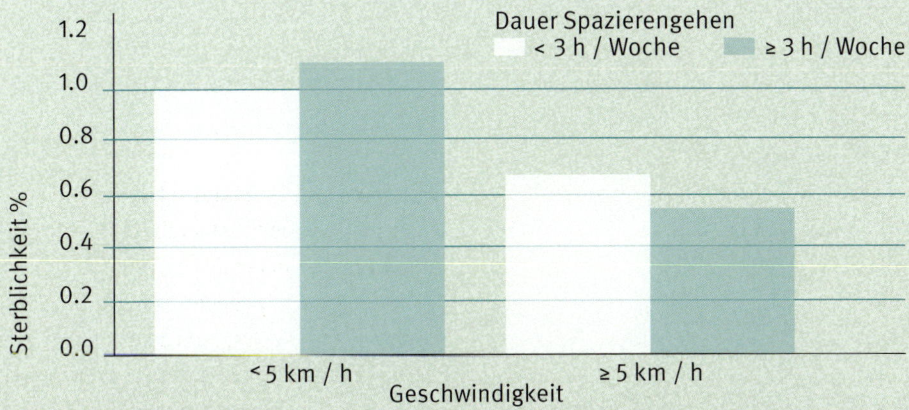

Bedeutung von Umfang und Intensität auf die Prognose bei Patienten mit Prostatakrebs (Cancer Res 2011; 71: 3889–3895)

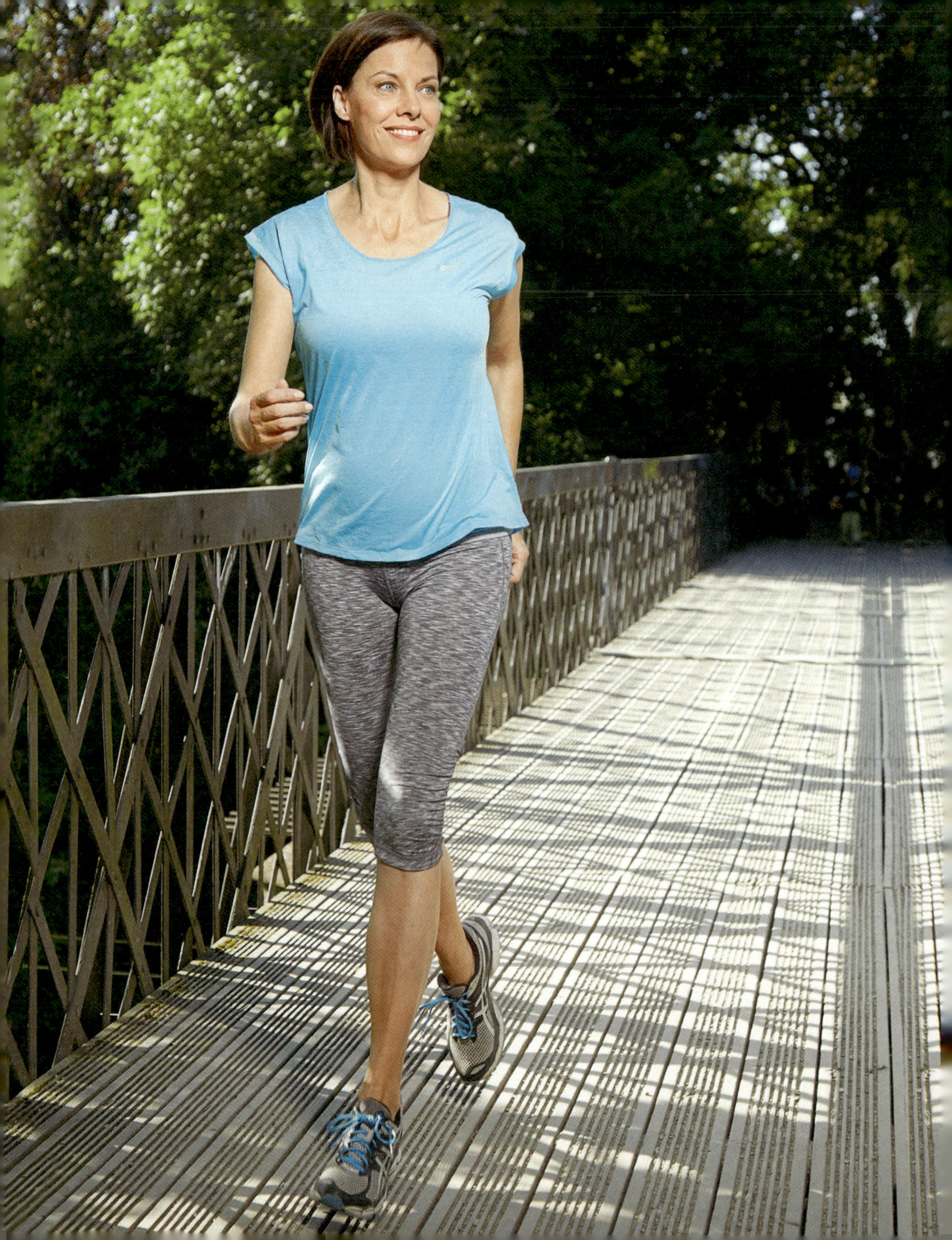

SPORTTHERAPIE BEI KREBS

BRINGT KÖRPERLICHES TRAINING ÜBERHAUPT ETWAS BEI KREBS – UND WAS SOLLTE ICH DABEI ALLES BEACHTEN? DIESE UND MEHR FRAGEN BEANTWORTEN DIE NÄCHSTEN KAPITEL, ABER AUCH BETROFFENE KREBSPATIENTEN.

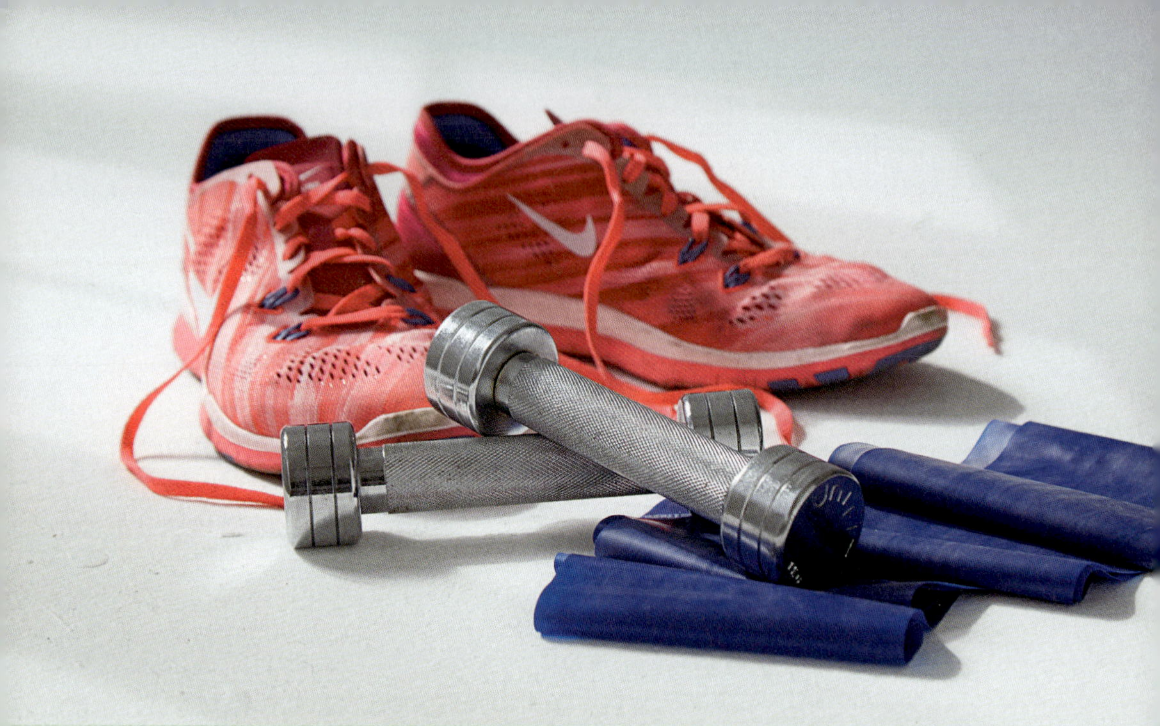

WAS BEWIRKT EINE SPORTTHERAPIE?

Der Einsatz der körperlichen Aktivität als Behandlungsstrategie bei Krebspatienten ist, verglichen mit Therapien bei Herz-Kreislauf-Krankheiten, relativ unbekannt und wird nach wie vor selbst von Ärzten selten empfohlen. Eine gezielte Trainings- oder Sporttherapie sollte aber eine zentrale Rolle im Gesamtkonzept einer Tumortherapie einnehmen. Nicht nur die körperliche, auch die psychische und soziale Gesundheit kann nach der Krebs-Akutbehandlung auf diese Weise optimal unterstützt werden.

Der Psyche auf die Sprünge helfen

Denn was Krebspatienten seit der Diagnosestellung mit- und durchgemacht haben, ist nicht selten ein Martyrium. Neben den körperlichen Belastungen, wie Operationsfolgen und Nebenwirkungen der Strahlen- und Chemotherapie, spielen die psychischen Belastungen eine ebenso entscheidende Rolle. Allein die Diagnose Krebs, die Ungewissheit des Tumorstadiums, die Fragen »Hat der Krebs gestreut?«, »Wie lange habe ich noch zu leben?«, die langwierige Therapie mit ihren teilweise sehr belastenden Nebenwirkungen setzen dem Patienten körperlich und psychisch extrem zu.

In dieser Phase geht einem viel Negatives durch den Kopf: Angst, Wut, Niedergeschlagenheit, Ausweglosigkeit, Resignation bis hin zur Verzweiflung und Agonie. Zusätzlich ist man als Patientin oder Patient dem Medizinbetrieb ausgeliefert: den großen Röntgen- oder Bestrahlungsgeräten, der Ungewissheit des Operationsausgangs ebenso wie der täglichen Routine der Krankenschwestern, Pfleger oder Krebsspezialisten, die jeden Tag viele todkranke Menschen pflegen und behandeln und diese Arbeit mit einer gewissen Normalität und Abgeklärtheit tun. Die medizinischen Abläufe sind ungewohnt, als Patient steht man der neuen Situation unerfahren gegenüber. Viele Fragen warten auf Antwort und kreisen unaufhörlich: Hoffentlich greift die Therapie. Hoffentlich machen die Ärzte alles richtig. Fallen meine Haare aus? Gehöre ich zu denen mit einer guten oder einer schlechten Prognose? Alles läuft im »Passivmodus« ab, der Patient erwartet den nächsten Schritt der Diagnostik und Therapie.

Raus aus dem Passiv- und rein in den Aktivmodus!

Die zentrale Frage für die Patientin oder den Patienten sollte dabei sein: Was kann ICH selbst zu meiner Genesung beitragen? Wie kann ich die Therapie der Ärzte unterstützen? Wie soll ich mich verhalten? Was soll ich essen? Wie kann ich mein Immunsystem stärken, wie kann ich die Therapie gut überstehen? In dieser Phase werden die Patienten oft mit ihren Fragen allein gelassen. Im Vordergrund steht zuallererst einmal die erfolgreiche Operation sowie Chemo- und Strahlentherapie. Erst danach können die anderen Themen beantwortet werden – doch viele Krebsspezialisten erachten diese in der Akutphase als nicht so wichtig. Der Hinweis zur psychologischen Beratung wird schnell ausgesprochen, die Ernährungsberatung erfolgt dann, wenn es meistens schon zu spät ist.

Bewegung für Schwerkranke?

Und eine Sporttherapie? Den Körper etwa noch weiter belasten oder gar schwächen? Im Krankenhaus auch noch Sport treiben? Dann, wenn die Chemotherapie in einen Arm reintropft, mit den Beinen strampeln? Irgendwo ist die Grenze erreicht! Nur weil ein paar Sportverrückte meinen, mit ein wenig Bewegung würde auch der Krebs besiegt! In der Ruhe liegt die Kraft! Und in den Medikamenten das einzige Heilmittel!

Diese Einstellung zeigt nur, dass Sinn und Zweck einer Bewegungstherapie nicht verstanden werden. Es geht nicht um Sport – Sie sollen nicht Fußball spielen! Nein, es geht um den Erhalt der eigenen körperlichen Ressourcen, die notwendig sind, um eine Chemo- und Strahlentherapie bestmöglich zu tolerieren. Je körperlich fitter ein Patient in eine Krebstherapie hineingeht, umso besser verträgt und übersteht er sie. Das trifft sowohl vor einer Therapie zu als auch zwischen den Chemotherapiezyklen. Deshalb ist es so wichtig, dass bereits bei der Diagnose dieses Thema angesprochen und ein entsprechendes Training angeboten wird. Denn es ist eindeutig bewiesen, dass mit jedem Tag im Krankenhaus die Leistungsfähigkeit abnimmt, vor allem wenn Patienten das Bett nicht verlassen (dürfen). Die Muskeln werden weniger aktiviert, die Muskelmasse nimmt ab, die gesamte objektive Belastbarkeit und das subjektive Leistungsempfinden ebenso.

Sich ausruhen: nicht immer ein Allheilmittel

Ist es denn falsch, dass man sich mit einer Erkrankung ausruhen und ins Bett legen soll, um schneller wieder gesund zu werden? Tatsächlich war das in einer Zeit nicht so abwegig, als Infektionskrankheiten die häufigsten Erkrankungen darstellten. Bis heute hat diese Ansicht überlebt, wenn die aufnehmende Krankenschwester oder der Pfleger am ersten Krankenhaustag der Patientin oder dem Patienten das Bett zuweist und die medizinische Untersuchung und ärztliche Visite möglichst am im Bett liegenden Patienten im Schlafanzug stattfindet. Bei Infektionskrankheiten oder schweren Erkrankungen ist das Liegen im Bett durchaus sinnvoll beziehungsweise unausweichlich, was allerdings nicht bedeutet, eine Physiotherapie auszuschließen – im Gegenteil. Auch in diesem Zustand sollten Patienten ein individuell angepasstes »passiv-aktives« körperliches Trainingsprogramm durchführen, denn es wirkt sich eindeutig positiv auf ihre Genesung aus: weniger körperlicher Abbau, besseres Ansprechen der Therapie, häufigere und schnellere Genesung.

Eigenverantwortung übernehmen!

Ein angepasstes Trainingsprogramm sollte mit dem Tag der Diagnose angeboten werden. Denn es geht dabei um mehr, als nur den körperlichen Fitnesszustand zu erhalten. Es geht auch um eine Aufgabe, selbst und eigenverantwortlich etwas für den eigenen Körper zu tun, die Schmerzen in den Griff zu bekommen und die Müdigkeit durch die Therapie zu vermindern. Wer sich selbst noch mobilisieren kann, sollte das auch tun, und zwar mehrmals täglich – einfach selbst *aktiv* werden, die Passivität des im Krankenbettliegens und das Warten auf

»ICH STEHE AUF!«

Als die 38-jährige Pastorin Frau B. zu mir in die Sprechstunde kommt, liegt die Krebsdiagnose fast ein Jahr zurück.

Bei ihr war Krebs des Darmausgangs diagnostiziert worden, nachdem sie immer wieder Bauchkoliken verspürt und wochenlang einen bleistiftartigen Stuhl hatte. Bisher war sie immer gesund gewesen und so war es für sie ein umso größerer Schock, als sie aus dem Nichts die Diagnose »Darmkrebs mit Infiltration des kleinen Beckens und Metastase in der Leber« verkündet bekam. Der Plan der Ärzte war, zunächst eine Chemotherapie durchzuführen, um den Tumor und die Fernabsiedlung in der Leber zu verkleinern und sie vom gesunden Gewebe abgrenzbar zu machen. Nachfolgend sollte dann der Darmtumor und die Lebermetastase operativ entfernt werden.

Die Patientin, die nach Abschluss der Therapien bei mir Rat zur Fortführung des körperlichen Trainings suchte, berichtete über die medizinischen Therapien, aber auch davon, wie sie das Heft in die Hand genommen hatte. Eindrücklich schildert sie, wie sie zu jeder Zeit der Chemotherapie – auch wenn sie nur zehn Meter gehen konnte – versucht habe, diese zehn Meter zu gehen, mehrmals am Tag, um sich nachfolgend im Bett auszuruhen. Eigenständig steigerte sie sich von zehn Metern im Zimmer über die Hälfte des Stationsgangs, bis über die ganze Stationslänge, dann mithilfe der Physiotherapie zu einem Treppentraining; wagte also eine kontinuierlich größere Belastung. Als Stütze diente ihr Infusionsständer, an dem die Chemotherapiebeutel hingen und über ihren Venenkatheter (= Portsystem) infundiert wurden. »Wenn man leben möchte, steht man auf und liegt nicht im Bett«, war ihr Credo.

Nach der Chemo war die Lebermetastase nicht mehr auffindbar und der Tumor hatte sich deutlich verkleinert, sodass eine Operation zunächst mit künstlichem Darmausgang, später dann rückverlegt durchgeführt wurde. Die Patientin hatte in keiner Therapiephase den Mut verloren und bestätigt, dass die eigene Aktivität entscheidend war, um sich aus der Depression herauszuziehen. Vor allem hätte »Ich stehe auf« etwas Philosophisches und Existentielles für sie gehabt: »Stehen und Gehen heißt Leben! Mittlerweile laufe ich jeden Tag zehn Kilometer – und begonnen hat alles mit zehn Schritten.«

die nächste Diagnostik und Therapiemaßnahme hinter sich lassen und in gewisser Weise auch das Heft wieder selbst in die Hand nehmen! Die Sport- und Bewegungstherapie verändert den Menschen von einem *passiven* zum *aktiven* Patienten – sein Motto: »Ich bringe mich aktiv ein, um die Krebstherapie zu optimieren«.
Je fortgeschrittener und belastender eine Therapie ist, umso weniger können Patienten an einem Trainingsprogramm teilnehmen. Angehörige, Krankenpersonal und Ärzte raten dann von einer Sporttherapie aufgrund des schlechten Allgemeinzustandes ab. Sie würde den Patienten überfordern, und damit haben sie Recht. Gerade wenn durch die Chemotherapien die roten Blutkörperchen halbiert sind und sich dadurch der Sauerstofftransport unter körperlicher Belastung dramatisch verschlechtert; oder wenn Übelkeit und Schmerzen alles andere überlagern und ein Trainingsprogramm nur noch zur Belastung wird.

Training auch im Krankenzimmer

Doch sobald der Tiefpunkt durchschritten ist, sollte man als Training auch das Aufstehen aus dem Bett und Gehen für wenige Meter, gestützt am Infusionsständer, betrachten. Wer dies ein paarmal am Tag macht und täglich um 10 Meter steigert, hat vielleicht bereits sein auf seine medizinische Situation angepasstes Trainingsprogramm. So ist die Sport- und Bewegungstherapie zu verstehen. Ergänzt werden kann sie durch ein Bettergometer – ein Mini-Fahrrad am Bettende montiert – oder ein Fahrradergometer direkt neben dem Krankenbett. Zusätzliche mehrmalige Kraftübungen am Tag mit dem Theraband liegend im Bett, wenige Koordinationsübungen (wie Kreisen eines Beins in der Luft im Einbeinstand bei gleichzeitiger Stabilisierung am Bettgestell oder am Infusionsständer) sowie Atemübungen sind sinnvoll. Die Kombination dieser einfachen Übungen kann die körperliche Leistungsfähigkeit trotz einer Krebstherapie entscheidend verbessern.
Allen Krebsspezialisten ist klar, dass mithilfe eines Bewegungstrainings eine Tumortherapie von Körper und Seele besser vertragen wird – ein weiterer, womöglich entscheidender Effekt der Trainingstherapie. Wer an einer Sporttherapie teilnimmt, leidet unter weniger Nebenwirkungen und muss die Therapieschemata seltener unterbrechen, die erst dann standardisiert und optimal umgesetzt werden können. Genau diese Patienten, auch wenn es bisher nur wenige Studien dazu gibt, haben eine bessere Prognose, auch hinsichtlich eines längeren Überlebens.

Was ist eine Sporttherapie?

Es gibt verschiedene Möglichkeiten, ein körperliches Training auch und gerade bei einer Krebserkrankung durchzuführen. Für welche man sich entscheidet, hängt ab vom

Krankheitszustand, dem Tumor und seiner Ausprägung sowie der aktuellen Therapie. Wichtig zu Beginn ist eine Anleitung durch einen erfahrenen Physiotherapeuten oder Sportwissenschaftler, der sich mit der spezifischen Problematik von Krebspatienten und einer Sporttherapie bei dieser Erkrankung auskennt. Bei weitem nicht jeder Therapeut kommt dafür infrage, da dieses relativ neue Gebiet die Kenntnis speziell angepasster Trainingsformen und Konzepte erfordert. Auch muss das Training immer in Absprache mit der behandelnden Ärztin oder dem Arzt erfolgen – nur sie haben den Überblick über mögliche Kontraindikationen für das Training, wie beispielsweise Knochenmetastasen, Chemotherapie oder Ähnliches. Allerdings müssen auch diese Ärzte mit der Thematik einer Sport- und Bewegungstherapie vertraut sein, was derzeit noch nicht selbstverständlich ist.

Inhalte der Sporttherapie

Die Sporttherapie gliedert sich in erstens Koordinations-, zweitens Kraft- und drittens Ausdauerübungen. Ergänzt werden sollten sie außerdem durch eine Physiotherapie und begleitende Massagen, die zu Beginn durchaus intensiv sein dürfen. Denn es kommt nicht auf Leistungszuwachs an, sondern vielmehr auf ein verbessertes Körpergefühl und Selbstbewusstsein sowie den Erhalt der

INFO

ZIELE DER SPORTTHERAPIE

Eine zusätzliche Sporttherapie wirkt sich positiv auf Körper und Geist aus:

Psychische Faktoren

- Verbesserung der allgemeinen Lebensqualität
- Verbesserung des Erschöpfungs- / Müdigkeitssyndroms (»Fatigue«-Symptomatik)
- Verbesserung der Körperwahrnehmung

Physische Faktoren

- Verminderung der Nebenwirkungen einer Chemotherapie
- Entgegenwirken einer Gewichtszunahme unter hormoneller Therapie
- Wiedererlangen beziehungsweise Erhalt der Leistungsfähigkeit und somit Erhalt der Belastbarkeit im Alltag
- Muskelerhalt beziehungsweise -aufbau (zum Beispiel bei längerer Immobilisierung / Bettlägerigkeit)

Prognose

- Möglicherweise auch Beeinflussung des Krankheitsverlaufes und der tumorspezifischen Prognose

Leistungsfähigkeit. Der Therapieansatz »Sport bei Krebserkrankung« ist praktisch eine Mischung aus psychologischen und physischen Komponenten, wobei die psychologische sicherlich die bedeutendere ist. Hierbei handelt es sich nicht – das ist wichtig zu betonen – um ein »Sportprogramm im Fitnessstudio«! Es ist ein auf jeden Patienten abgestimmtes, dem Therapieverlauf angepasstes Konzept, das Defizite ausgleicht. Erst in zweiter Linie wird ein Ausdauertraining eingesetzt, das eine kritische Schwelle überschreiten soll (hat sich in Studien effektiv hinsichtlich der Krebsprognose gezeigt).

Wann starten mit der Sporttherapie?

Warten bis nach der Operation? Nein, starten Sie direkt bei Diagnosestellung. In der ersten Phase ist das Ziel die optimale Vorbereitung auf die kommende Therapie. Je besser die körperliche Fitness, desto besser die Rekonvaleszenz, also die Heilung nach der Operation und desto besser die Verträglichkeit der Chemotherapie. Deshalb steht hier im Vordergrund das Ausdauertraining: Spazierengehen, Radfahren, Ergometertraining möglichst zwei- bis dreimal am Tag bei moderater Belastung. Die Belastungsgrenzen sind je nach Fitnesszustand des Einzelnen natürlich sehr unterschiedlich. Sie sollten deshalb Ihre körperliche Fitness bestimmen lassen und daran ein Trainingsprogramm ausrichten, das sich der verfügbaren Zeit und dem Krankheitsstatus anpasst. Beginnen ist das Wichtigste! Vergehen erst einmal die ersten Tage mit Diagnostik, bleibt nicht mehr viel Zeit bis zur Therapie – und diese sollte genutzt werden, sie ist sehr wichtig!

Wie wichtig sind vorherige Untersuchungen?

Was bei Leistungssportlern üblich ist, kann für Krebspatienten nur von Nutzen sein: sportmedizinische Untersuchungen gehen wesentlich tiefer als die Standarduntersuchung bei Krebserkrankungen. Im Rahmen der allgemeinen medizinischen Abklärung wird das Herz-Kreislauf-System selten im Detail untersucht, oft nur ein EKG in Ruhe, und ein Herzultraschall nur dann, wenn eine das Herz potentiell schädigende Chemo- oder Immuntherapie durchgeführt werden soll. Eine orthopädische Untersuchung ist gar nicht vorgesehen. Durch sie könnte man jedoch erfassen, ob ein bestimmtes Training aufgrund von zurückliegenden Verletzungen oder anderen Gelenk- oder Rückenproblemen nicht oder nur eingeschränkt gemacht werden kann.

Ein körperliches Trainingsprogramm beansprucht das Herz-Kreislauf-, Muskel- und Skelettsystem. Deshalb sollten vor Beginn eines Trainingsprogramms dementsprechende Untersuchungen durchgeführt werden. Diese medizinische Diagnostik erfolgt

WICHTIG

DAS TRAINING MUSS GUT GEPLANT UND ABGESTIMMT SEIN

Als Faustregel kann ein Ergometertraining bei einem Puls von 180 minus Lebensalter (ein 50-Jähriger trainiert dann bei einem Puls von 130 Schlägen / Minute) durchgeführt werden, das entspricht einem moderaten Intensitätsbereich. Gemessen wird dies am einfachsten mit einem Pulsmesser. Für Untrainierte sind dreimal fünf Minuten am Tag ein guter Einstieg, den eigentlich jeder schaffen kann. Gesteigert wird in der Folgezeit nicht die Intensität des Trainings, sondern dessen Dauer. In unserem Beispiel wäre eine Steigerung von einer Minute jeden dritten Tag zu empfehlen. Die Anstrengung sollte dabei durchaus merkbar sein, überfordern sollten Sie sich aber nicht. Wird diese Steigerung durchgehalten, kann nach zehn bis 14 Tagen Diagnostik und Vorbereitung der Therapie bereits ein Training von dreimal acht bis neun Minuten täglich, insgesamt also bereits 25 Minuten durchgeführt werden. Einen Fitnesszuwachs können Sie dabei auf jeden Fall beobachten. Und beginnen Sie das Training zum Zeitpunkt der Diagnosestellung, denn hier ist die »Compliance«, also die Bereitschaft, etwas für sich selbst zu tun, am höchsten. Bereits nach einem Monat nimmt diese Bereitschaft dramatisch ab. Deshalb ist es wichtig, dass Sie als Patient bei Diagnosestellung Ihre Ärzte auf die Bedeutung einer begleitenden, unterstützenden Sporttherapie bei Krebs aufmerksam machen.

am besten durch ein Team aus Krebsspezialisten, Herzspezialisten und Sportmedizinern. Der Sportmediziner, der entweder Facharzt für Innere Medizin oder Orthopädie ist, nimmt dabei häufig die koordinierende Rolle ein und macht die notwendigen belastungsspezifischen Untersuchungen. Teilweise übernehmen dies Allgemeinärzte, Onkologen, Gynäkologen, Urologen oder Chirurgen – je nachdem, wer sich für das Thema interessiert und darauf spezialisiert hat. Da es bisher in Deutschland keine etablierte sporttherapeutische Struktur gibt, ist der Patient häufig auf sich gestellt, wenn er entsprechende Ärzte oder Institutionen finden möchte, die ein körperliches Trainingskonzept verordnen und mit Kooperationspartnern umsetzen. Hinweise können die behandelnden Ärzte wie auch Selbsthilfegruppen geben (▸ **siehe auch Seite 141**).

»BRUSTKREBS: DAS WAR GESTERN!«

In der Sprechstunde sitzt Frau D., 40 Jahre, vor mir und sagt, dass sie seit ihrer Brustkrebserkrankung immer abgeschlagen sei …

… und selbst Alltägliches wie Hausarbeit nur sehr eingeschränkt durchführen könne. Frau D. war vor drei Jahren an Brustkrebs erkrankt, ein Teil der Brust wurde entfernt, ebenso Lymphknoten, und nachfolgend war eine Chemotherapie und Bestrahlung durchgeführt worden. »Vor meiner Erkrankung war ich immer fit, zwar nie Leistungssportlerin, aber ich hab' regelmäßig Gymnastik gemacht. Damit ist es jetzt vorbei.«
Um überhaupt einen objektiven Eindruck zu gewinnen, wie es um die Belastbarkeit steht, überprüfte ich zunächst ihr Herz-Kreislauf-System, vor allen Dingen ihre Herzfunktion, stellte dabei aber keine Auffälligkeiten fest. Beim Belastungstest auf dem Laufband, beginnend mit vier Kilometer / Stunde (langsames Gehen) und folgender Steigerung auf sechs Kilometer / Stunde (zügiges Spazierengehen) zeigt sich, dass der Puls übermäßig stark ansteigt und die Stoffwechselwerte (Milchsäure im Blut, Laktat) sich schon bei geringer Belastung außerordentlich erhöhen, also ein völlig untrainierter Zustand vorliegt. Kein Wunder, dass sie an der Gymnastikgruppe und beim Nordic Walking nur eingeschränkt teilnehmen konnte und schnell außer Atem war.
Daraufhin stellte ich ihr ein Trainingsprogramm zusammen, das zunächst tägliche Einheiten von fünf bis zehn Minuten Spazierengehen beinhaltete, und dann auf zügiges Spazierengehen gesteigert wurde. Drei Wochen später verkündetete Frau D. am Telefon freudig: »Mir geht es schon viel besser, ich habe mich an das Training gewöhnt. Die empfohlenen täglichen 15 Minuten sind allerdings zu viel für mich. Nach anfänglicher Besserung werde ich jetzt wieder müder.«
Zu beachten ist, dass Krebspatienten eine verlängerte Erholungsphase benötigen. Frau D. sollte nun zwischen den Trainingstagen immer einen Tag Pause einlegen. Diese Pause sollte eine „aktive Pause“ sein, also mit Gymnastik oder Yoga als Entspannung.
Auch Frau D. baute diese Ruhephasen ein und steigerte langsam den Umfang pro Einheit, bis sie nach drei Monaten in die Praxis kam und mir freudig mitteilte: »Ich bin so glücklich, der Alltag ist für mich wieder ein Kinderspiel – erst jetzt habe ich meine Erkrankung richtig überstanden.«

Was wird medizinisch untersucht?

Der Sportmediziner untersucht das Muskel-Skelett- sowie das Herz-Kreislauf-System. Er verwendet dazu, neben der hauptsächlichen Inaugenscheinnahme von Gelenken und Herz, technische Diagnosemethoden wie:

- Blutuntersuchung
- Elektrokardiogramm (EKG, Aufzeichnung der elektrischen Herzströme)
- Lungenfunktion (Erfassung des Lungenvolumens, mögliche Versteifung)
- Herzultraschall (bildliche Darstellung der Herzfunktion)

Nicht all diese Untersuchungen müssen durchgeführt werden, machen aber in ihrer Kombination gerade bei an Krebs Erkrankten Sinn. Ergänzt wird die sportmedizinische Untersuchung immer durch ein Belastungs-EKG: Zumeist soll der Patient auf einem Fahrradergometer an die maximale subjektive Erschöpfungsgrenze stoßen oder aufhören, wenn objektive Kriterien dagegen sprechen. Man beginnt mit niedrigen Belastungen von 20 Watt und steigert die Last kontinuierlich (Quasi-Rampenprotokoll) um zehn Watt pro Minute.

In der Praxis hat sich gezeigt, dass besonders gut trainierte Patienten entsprechend höher, mit bis zu 50 Watt als Ausgangswert, beginnen können. Der Arzt beendet diesen Belastungsanstieg, wenn Beschwerden auftreten beziehungsweise Auffälligkeiten im EKG oder Blutdruckverhalten zu beobachten sind. Optimal ist es, wenn eine subjektiv und objektiv maximale Belastung geprüft wird, da die Patientin oder der Patient dann sicher sein kann, dass ein körperliches Training auch bis zur Maximalbelastung ohne medizinische Probleme durchgeführt werden kann.

Wie wird ein optimaler Trainingspuls ermittelt?

Das Belastungs-EKG gibt Aufschluss über den Fitnesszustand und ermöglicht die Bestimmung des optimalen Trainingspulses. Meist können Ungeübte und Patienten, die durch die Krebstherapie nur eingeschränkt belastbar sind, sich selbst nur unzureichend einschätzen. Sie stellen sich folgende Fragen: »Wie anfangen? Was kann ich mir zumuten an Belastungsdauer und Intensität? Wie steigere ich das Training?« Ein Belastungstest kann diese Fragen beantworten: Er gibt Aufschluss über den optimalen Trainingspuls und hilft, den richtigen Trainingsplan auszuarbeiten.

Die Intensität des optimalen Pulsspektrums beim Ausdauertraining sollte nicht zu niedrig liegen – die Trainingseffekte wären zu gering. Zu intensiv sollte der Puls aber auch nicht angeregt werden, weil dadurch eine schädliche Überlastung gerade in den ersten Wochen möglich ist. Der optimale Bereich liegt meistens im »moderaten« Intensitätsbereich.

Es gibt mehrere Möglichkeiten, diesen optimalen Trainingspuls zu ermitteln:

- Anhand der Herzfrequenzreserve (Differenz aus Ruhe- und Maximalpuls)
- Mittels ergänzender Laktatdiagnostik (Bestimmung der Milchsäure im Kapillarblut während der Belastung)
- Mittels Spiroergometrie (Bestimmung der Atemgase während der Belastung)

WAS IST DIE HERZFREQUENZRESERVE?

Die Herzfrequenzreserve (HFR) ist die Differenz zwischen Ruhepuls und dem Puls unter maximaler Belastung. Entsprechend kann der Arzt die Reserven und den Belastungsspielraum Ihres Herz-Kreislauf-Systems einschätzen. Der Wert kann durch Medikamente ebenso beeinflusst sein wie durch eine eingeschränkte Belastbarkeit, einen niedrigen Fitnesszustand oder auch die Krebserkrankung selbst. Der Ruhepuls ist höher bei Untrainierten und auch höher während einer belastenden Therapie. Der Maximalpuls wird kaum beeinflusst, am ehesten noch durch Medikamente wie Betablocker. Bei den meisten Krebspatienten spielt dies nur dann eine Rolle, wenn ein solches Medikament bei erhöhtem Blutdruck oder bei Herzerkrankungen eingenommen werden muss.

LAKTATDIAGNOSE, SPIROERGOMETRIE

Eine noch bessere Methode zur Ermittlung des optimalen Trainingspulses als HFR ist die Messung von Laktat (Milchsäure) im Blut oder Gasen in der Ein- und Ausatemluft (Messung von Sauerstoff und Kohlendioxid in der Spiroergometrie) während des Belastungs-EKGs. Je stärker nämlich die

INFO

BERECHNUNG DER HFR

Ein Beispiel: Ist der Ruhepuls bei 80 Schlägen pro Minute und der maximale Puls im Belastungs-EKG bei 130 pro Minute, dann beträgt der Wert der HFR 50. Das Training beginnt normalerweise bei einer HFR von 50 Prozent, also einem Puls von 80 plus 25 Schlägen pro Minute – hier also bei 105 Schlägen pro Minute. Dies wird dann im ersten Monat gesteigert auf 60 Prozent (110 Schläge pro Minute) und nach einem weiteren Monat auf 70 Prozent der HFR (115 Schläge pro Minute). Diese Steigerung darf jedoch nur dann umgesetzt werden, wenn keine Akuttherapie durchgeführt wird und der Patient sich ausreichend fit und nicht abgeschlagen fühlt. Meistens ist ein Training bei 50 bis 60 Prozent der HFR optimal, da es selten zu Überlastungen führt. Diese Intensität wird als »moderat« bezeichnet.

Muskulatur belastet wird, desto größer ist ab einer bestimmten Intensität der Laktatanteil im Blut. Dies ist der Fall, sobald der Energiestoffwechsel den Anforderungen der Belastung nicht mehr ausreichend nachkommt. Den Laktatanstieg kann man ganz einfach durch mehrfache Blutabnahmen aus dem Ohrläppchen oder der Fingerkuppe unter Belastung erfassen. Analog gibt die Messung der Atemgase über den Säureanstieg im Blut Aufschluss, da sich der Anteil von Kohlendioxid unter Belastung ebenso verändert. Bei Trainierten ist dieser Säureanstieg wesentlich später, also erst bei höheren Belastungen messbar als bei Untrainierten. Je früher ein Anstieg zu beobachten ist, desto geringer ist der Fitnesszustand.
Gerade Krebspatienten weisen zum Teil bereits vor der Therapie ein niedriges Fitnesslevel auf, das unter der Behandlung im Krankenhaus teilweise dramatisch abnehmen kann. Laktatmessungen zeigen, dass bei diesen Patienten bereits tägliche Aktivitäten wie Gehen oder Haushaltsarbeit für den Körper zu intensive Belastungen darstellen. Das bedeutet, dass schon Alltagsbelastungen eine Stresssituation auslösen und zur allgemeinen Ermüdung führen – genau das, was Krebspatienten so häufig spüren und äußern.

Das Fatigue-Syndrom

Meistens kann eine entsprechende Untersuchung Aufschluss über die Gründe des chronischen Müdigkeitssyndroms geben. Die Ergebnisse verdeutlichen oft, dass körperliches Training unbedingt notwendig ist. Allerdings muss es individuell auf den körperlichen Zustand des Patienten mit Fatigue-Syndrom angepasst werden. Ohne eine entsprechende Untersuchung ist das kaum möglich und nicht zu empfehlen: eine zu intensive Trainingsintensität kann den Körper bereits beim Gehen überlasten. Empfehlungen wie Nordic Walking oder gar langsames Jogging sind da fehl am Platz. Die objektive Belastbarkeit vor einem Training gerade bei Krebspatienten festzustellen, ist deshalb unbedingtes Gebot und muss im Verlauf (Verbesserung oder Verschlechterung und daraus abgeleitete Anpassung des Trainings) weiter kontrolliert werden.

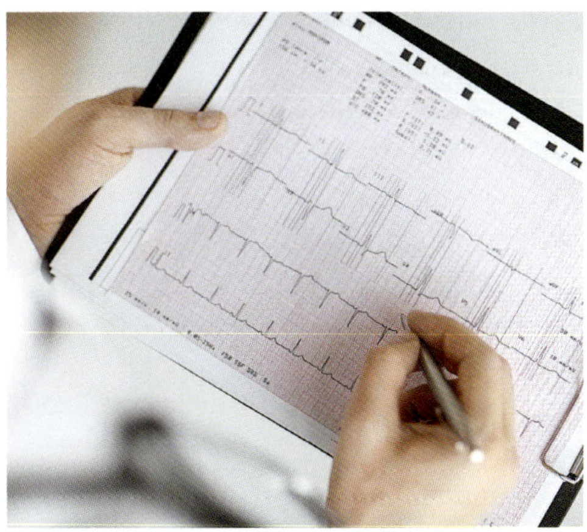

Das Belastungs-EKG gibt Aufschluss darüber, wie fit Sie wirklich sind.

Fazit

Eine Laktatmessung oder Spiroergometrie bei Krebspatienten ist meines Erachtens dringend notwendig. Es werden so viele verschiedene – und auch teure – Untersuchungen durchgeführt, da sollte es an einem Belastungs-EKG mit Laktatdiagnostik oder Spiroergometrie nicht fehlen. Nur so kann der Fitesszustand erfasst und der perfekte Trainingspuls bestimmt werden. Mein dringender Rat: Ohne Diagnose keine Therapie! Ohne Feststellung des Fitnesszustandes keine spezifischen Trainingsempfehlungen!

Wie wird der optimale Puls kontrolliert?

Die Pulsvorgaben müssen nun kontrolliert und eingehalten werden, damit der optimale Trainingseffekt erzielt wird und keine Überforderung eintritt. Die Kontrolle funktioniert am besten über einen Pulsmesser, also einem um den Brustkorb geschnallten Gurt, der das EKG und damit den Puls erfasst und diese Information an das Handy oder eine sogenannte Pulsuhr weitergibt. Gerade Brustkrebspatientinnen empfinden den Gurt an der operierten und bestrahlten Stel-

INFO

DAS TRAININGSTAGEBUCH

Datum	Trainingseinheit Ausdauer (A) Kraft (K) Koordination (KO) Ruhetag (R)	Puls min-1	Zeit Minuten	Empfinden Skala von 1–10 (1 sehr schlecht, 10 sehr gut)	Bemerkungen
24. 3. 2016	A KO	115	10' 2 × 2'	5 8	OK
25. 3. 2016	R			2	War 30 Minuten spazierengehen.
26. 3. 2016	A	140	30'	2	Zu intensiv!!! Fühle mich schlapp!
27. 3. 2016	R			2	War zu kaputt.
28. 3. 2016	A, K	120	2 × 15'	6	Heute geht's viel besser!
29. 3. 2016	KO			7	Hab noch einmal langsam gemacht.

le jedoch häufig als sehr unangenehm – sie können sich mit neu entwickelten Uhren behelfen, die den Puls direkt am Handgelenk messen und so den Brustgurt überflüssig machen. Ideal ist es, Training und Trainingspuls sowie persönliches Empfinden bei der Trainingseinheit in einem Tagebuch zu dokumentieren.
Dank der neuesten telemedizinischen Möglichkeiten ist es kein Problem mehr, dass eine direkte Dokumentation und Rückkopplung durch einen betreuenden Experten, der sich mit körperlichem Training bei Krebspatienten auskennt, stattfindet. Meist ist er Sportwissenschaftler oder Physiotherapeut, der gegebenenfalls in Absprache mit einer Ärztin oder einem Arzt Empfehlungen ausspricht. Diese Systeme werden sich in den nächsten Jahren noch entscheidend weiterentwickeln. Erste Ansätze werden von der Techniker-Krankenkasse evaluiert und ausgebaut, um eine flächendeckende Versorgung mit Trainingsprogrammen für Krebspatienten zu ermöglichen.

Welches Training sollte wann durchgeführt werden?

Wichtig zu berücksichtigen bei der Frage der Trainingsformen ist die Phase der Krebserkrankung sowie das Therapiestadium, in dem sich der Patient befindet.
Phase eins: Vor der Krebsbehandlung, also während der Phase der Diagnostik.
Phase zwei: Während der akuten Krebsbehandlung:
- Nach der Operation
- Während der Chemotherapie
- Während der Strahlentherapie
- Während der Hormonbehandlung

Phase drei: Bezieht sich auf die Zeit direkt nach der akuten Krebsbehandlung:
- In der Rehabilitationsklinik
- In der Physiotherapie / ambulanten Rehabilitation
- In den Krebssportgruppen
- Eigenständig zu Hause

Jede Phase hat andere Trainingsschwerpunkte.

Phase eins

In dieser Phase vor der eigentlichen Therapie können Sie meistens noch jedes Training durchführen, solange keine Allgemeinsymptomatik wie eine Gewichtsabnahme besteht. Daher bietet sich in dieser ersten Phase ein Ausdauertraining an, um den Grundstein für köperliche Ausdauer und Fitness zu legen. Ein ergänzendes Krafttraining ist sinnvoll. Und bereits ein Training von zwei Wochen kann einen substantiellen Zuwachs an Leistung bringen.

Phase zwei

Hier ist ein – im Vergleich zu Phase eins – in Intensität und Dauer reduziertes Ausdauertraining ebenfalls die Grundlage, das durch durch Kräftigungsübungen ergänzt werden sollte. Intensität und Dauer sind abhängig vom Allgemeinzustand und müssen unbedingt diesem angepasst werden.

Phase drei

In der dritten Phase steht ein Aufbau- und Stabilisierungstraining im Fokus. Das – in der Intensität steigende – Training in der Rehabilitationsklinik dient als Grundlage für das spätere häusliche Training. Dort sollte unbedingt ein erneuter Belastungstest durchgeführt werden, um den aktuellen Belastungsstand zu ermitteln und die optimale Belastungsintensität festzulegen. Die Übungen sollten Sie zu Hause konsequent fortführen. Sinnvoll ist es, sich eine Physiotherapie zu suchen, die Erfahrung mit der Thematik hat und das selbstständige Training in den eigenen vier Wänden ergänzt. Speziell Massagen und Lymphdrainage sind empfehlenswert. Einige Einrichtungen bieten auch eine medizinische Trainingstherapie »am Gerät«, also an Kraftgeräten an, die eine ideale Kombination mit Massage und Physiotherapie darstellt. Krebssportgruppen werden – leider nicht flächendeckend – von Sportvereinen organisiert und vermitteln praktisches Training.

Beginn der Sporttherapie

Sie sollten das Training möglichst bereits ab der ersten Phase beginnen – doch auch ein späterer Einstiegszeitpunkt während der Krebstherapie ist machbar. Häufig werfen Chemo- oder Strahlentherapie den Patienten wieder in seinem Trainingsstand zurück oder beeinträchtigen ihn so stark, dass eine Trainingspause eingelegt werden muss. Ist nach gesundheitlicher Besserung nachfolgend ein Training wieder eingeschränkt möglich, muss das Programm entsprechend angepasst und in reduziertem Umfang und mit reduzierter Intensität umgesetzt werden.

Was ist ein Ausdauertraining?

Ein Kombinationstraining für Kraft und Ausdauer ist besonders nach längerer Bettlägerigkeit und Krankenhausaufenthalt von großer Bedeutung für den körperlichen Wiederaufbau. Als Ausdauertraining wird hierbei das Ergometertraining auf dem

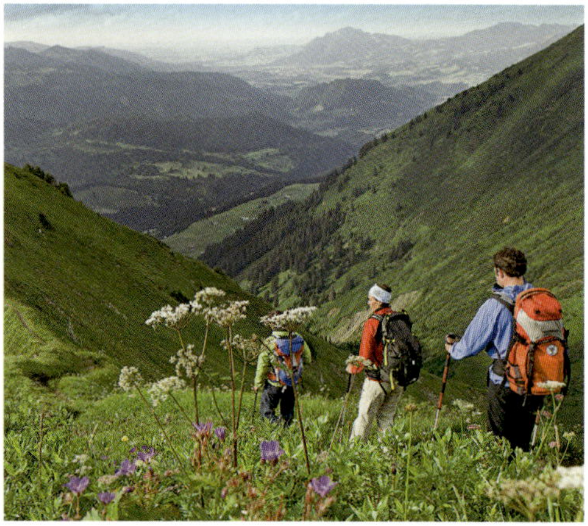

Genießen Sie die Aussicht, hören Sie auf Ihren Körper und überanstrengen Sie sich nicht.

Fahrrad, Crosstrainer oder Laufband bezeichnet, welches sehr gut in der Intensität gesteuert und bei jedem Wetter durchgeführt werden kann. In der Natur sind Radfahren, Walken, Nordic Walking, Joggen oder Wandern ebenso wie Schwimmen mögliche Trainingsaktivitäten. Sie sollten jedoch die Vor- und Nachteile jeder dieser Sportarten berücksichtigen.

So ist etwa die Belastung auf Knie- und Hüftgelenke beim Radfahren gering und damit vorteilhaft bei entsprechenden Gelenkbeschwerden oder Übergewicht. Für Patienten mit Prostataerkrankungen allerdings kann das Fahrradfahren aufgrund einer Operation oder Bestrahlung in der Gesäßregion vorläufig ungeeignet sein. Als Alternative kann ein Liegendergometer genutzt werden. Ein Vorteil des Schwimmens ist, dass das Körpergewicht genommen wird und gerade bei Funktionseinschränkung der Gelenke keine abrupten Bewegungen durchgeführt werden. Desweiteren begünstigt der hydrostatische Druck des Wassers den lymphatischen Abfluss, was einem Lymphödem entgegenwirkt.

Grundsätzlich gilt, dass ein Ergometertraining eine gute Intensitätskontrolle erlaubt (Pulsmesser). Für das Training im Wasser wäre eine spezielle Pulsuhr, die wasserdicht ist, erforderlich. Patienten mit eingeschränkter Pumpfunktion ist von einem hauptsächlichen Schwimmtraining eher abzuraten, beispielsweise nach einer Chemotherapie bei Brustkrebs, die eine Einschränkung der Herzfunktion nach sich ziehen kann. Walken und Nordic Walking haben den Vorteil, dass sie eigenständig von zu Hause aus durchgeführt werden können und somit eine optimale, gut kontrollierbare Trainingsart darstellen. Am Crosstrainer, beim Nordic Walking und Skilanglauf werden Oberarme und Rückenmuskulatur mit eingesetzt. Grundsätzlich positiv, bedürfen diese Sportarten aber bei Problemen der Hals- und Brustwirbelsäule sowie auch bei eingeschränktem Oberarmfunktionsradius einer individuellen Herangehensweise unter professioneller Anleitung.

Welches Krafttraining ist optimal?

Ein Krafttraining soll Muskeln ansprechen, den Stoffwechsel aktivieren und zu einer Vergrößerung der Muskelfasern führen. Beim Training von Krebspatienten steht Letzteres definitiv nicht im Vordergrund – ein Training sollte lediglich innerhalb der Belastungsgrenzen durchgeführt werden. Deshalb werden häufig zu Beginn Übungen mit elastischen Bändern eingesetzt, die eine Überforderung so gut wie ausschließen. Ergänzt wird dieses Training in optimaler Weise durch Übungen an geführten Kraftgeräten wie man sie etwa im Fitness-Studio findet. Der Vorteil dieser Übungen ist ein gezieltes Ansprechen der defizitären Muskeln oder Muskelgruppen. Beim Krafttraining unterscheidet man zwei Belastungsformen: konzentrische und exzentrische Belastung. »Konzentrisch« bedeutet: der Muskel verkürzt sich, bei »exzentrischer« Belastung verlängert er sich. Am Beispiel des Bizeps wäre konzentrische Belastung die Beugung im Ellenbogengelenk, exzentrische Belastung die Streckung mit Gewichten. Letztere ist wesentlich intensiver und aktiviert die Muskulatur somit stärker. Setzen Sie beide Formen ausgewogen ein! Kraftübungen mit dem eigenen Körpergewicht (zum Beispiel Liegestütz, Klimmzüge) können zu Beginn vom Gewicht zu hoch sein. Vorteil dieser Übungen ist, dass sie den gesamten Körper und damit zusammenhängende sogenannte »Muskelketten« trainieren und damit über Arme, Schultergürtel, Rumpf und Beine zu einer globalen Aktivierung von Muskeln führen.

Warum Koordinationstraining?

Unter Koordination versteht man das Zusammenspiel von Nerven und Muskelgruppen, vor allem die gleichzeitige Aktivierung von »Spieler« und »Gegenspieler«: Muskeln, die entgegengesetzt agieren, werden trainiert. In Millisekunden werden die sich gegenüberliegenden Muskeln durch Nerven aus dem Rückenmark unbewusst aktiviert und kontrollieren darüber die Stabilität in den Gelenken und die Reaktion, etwa beim Fallen. Beide Funktionen schützen vor Stürzen – zentral für den Krebspatienten, denn die Krebstherapien laugen den Knochen aus und lassen ihn brüchiger werden. Auch wenn versucht wird, medikamentös gegenzusteuern, bleibt insgesamt die Osteoporose ein Problem. Dazu kommt, dass eine Chemotherapie nicht selten Nervenschädigungen, besonders in den Händen und Füßen, hervorrufen kann, was die Sensibilität für unebenen Untergrund, ja die gesamte Koordinationsfähigkeit einschränkt. Das Resultat sind häufigere Stürze und Knochenbrüche. Auch Fernabsiedlungen von Tochtergeschwülsten im Knochen erhöhen die Gefahr von Brüchen an diesen Stellen extrem. Es dürfte deutlich werden, wie hoch die Bedeutung von Koordinationsübungen für Krebspatienten ist. Sie sollten möglichst mehrmals täglich durchgeführt werden und optimalerweise in den Alltag integriert werden. Beispiele sind Übungen wie Beinkreisen im Einbeinstand oder abwechselnder Zehenspitzenstand.

Wie geht einfache Entspannung?

Eine der einfachsten und praktikabelsten Entspannungsmethoden ist die »progressive Muskelentspannung« nach Edmund Jacobson. Bei diesem auch »Tiefenmuskelentspannung« genannten Verfahren werden einzelne Muskelgruppen kurzzeitig bewusst angespannt und nach kurzer Zeit wieder gelöst. Durch den Wechsel von Anspannung und Entspannung der Muskelpartien wird eine Ganzkörperentspannung erreicht. Sie halten zunächst die sogenannte isometrische (gleichbleibende) Anspannung für jeweils etwa 5 bis 10 Sekunden und entspannen nachfolgend für rund 30 Sekunden. Die Übungen können sowohl im Sitzen als auch Liegen durchgeführt werden und beginnen und enden mit einer tiefen Ein- und Ausatmung. Entspannungsübungen dieser Art sind wichtig und sollten regelmäßig durchgeführt werden. Denn nur ein entspannter Körper kann optimal trainieren.

Fazit

Die differenzierte Betrachtung der einzelnen Trainingsformen zeigt, dass keine generellen Empfehlungen abgegeben werden können, sondern dass ein Training immer individuell ausgehend von der allgemeinen Konstitution sowie dem Status von Flexibilität, Koordination und Ausdauerkapazität und vor dem Hintergrund der aktuellen Krebstherapie abgestimmt sein muss. Wichtig ist ein detaillierter Trainingsplan, der Häufigkeiten pro Woche, Inhalte, Dauer der Inhalte und entsprechende Intensitäten definiert. Dabei muss der Therapeut auch die Pausen zwischen den einzelnen Belastungen berücksichtigen, da die Regenerationsdauer bei Tumorpatienten verlängert ist und somit nicht jeden Tag, sondern möglichst nur jeden zweiten Tag trainiert werden sollte. Gymnastische Übungen, leichtes Kraft- und Koordinationstraining können und sollten Sie aber täglich durchführen. Hier ist insbesondere auf die subjektive Reaktion und Ganzkörperbelastung zu achten und die eigene Einschätzung als oberstes Maß zu werten. Folgende Fragen sind hierzu besonders aufschlussreich:

1. Wie habe ich die Aktivität empfunden? (leicht, mittel, schwer, zu schwer)
2. Wie hat die Aktivität mich angestrengt? (gar nicht, leicht, mittel, stark, zu stark)
3. Wie lange hat das Anstrengungsempfinden angedauert? (länger als eine Stunde, ein bis drei Stunden oder drei bis zwölf Stunden)
4. Hat ein Gefühl der Anstrengung durch die Aktivität bis zum nächsten Tag angehalten? (ja / vielleicht / nein)
5. Fühle ich mich seit dem Training insgesamt abgeschlagener? (ja / vielleicht / nein)

Sollten Sie subjektiv eine allgemeine Abgeschlagenheit empfinden, die bisher nicht beobachtet wurde, so kann eine gewisse Überbelastung vorhanden sein, die sich nach zwei Tagen Pause insgesamt bessern sollte. Mit der allgemeinen chronischen Müdigkeit, dem Müdigkeitssyndrom oder »Chronic Fatigue Syndrome« hat das zunächst nichts zu tun. Letzteres bezeichnet die allgemeine Müdigkeit, die durch den Tumor- und des-

BEISPIEL EINES WOCHENPLANS

In der Phase drei der Rehabilitation nach der Akuttherapie kann der Wochenplan beispielsweise so aussehen:

Wochentag	Trainingsart	Intensität	Dauer	Ziel
Montag	Ausdauertraining (z. B. Walken, Radfahren)	50–60 % der Herzfrequenzreserve; Anstrengungsgrad	2 x 10 min	Aufbau der Grundlagenausdauer, allgemeine Fitness
	Koordinationsübungen	Borg: 11–13	3 x 2 min	
Dienstag	Eingewöhnung in das Krafttraining; Mobilisation; kein Ausdauertraining	< 30 % der Maximalkraft; 5 Übungen; 12 Wiederholungen, Borg: 10–12	20 min	Erlernen der korrekten Bewegungsausführung; Muskelaktivierung
Mittwoch	Ausdauertraining (z. B. Walken, Radfahren)	60–70 % der Herzfrequenzreserve; Anstrengungsgrad	15 min	Aufbau der Grundlagenausdauer, allgemeine Fitness
	Koordinationsübungen	Borg: 12–14	3 x 2 min	
Donnerstag	Therabandübungen Spaziergang	Keine Intensitätsvorgaben	10 min 30 min	Erholung, Regeneration, kein spezifisches Training
Freitag	Etwas intensiveres Ausdauertraining, ggf. auch mit Intervallen	60–75 % der Herzfrequenzreserve; Borg: 13–14	15 min	Verbesserung der Ausdauer und Fitness
Samstag	Krafttraining; Kein Ausdauertraining	30–40 % der Maximalkraft Übungen; 15 WDH pro Übung;	30 min	Verbesserung der Kraft; Rumpfkräftigung
	Koordinationsübungen	Borg: 12–14	3 x 2 min	
Sonntag	Regeneration	Spaziergang	30–60 min	Erholung, Regeneration, kein spezifisches Training
	Koordinationsübungen		3 x 2 min	

sen Therapie bedingt ist und eine konstante Konstellation darstellt.

Typischerweise folgt auf jeden Dreier- und Zweierblock ein Tag Pause. Diese Regenerationstage sind für Tumorpatienten unabdingbar. Der dargestellte Plan richtet sich an einen Anfänger, der ein Krafttraining beginnt. Es ist zunächst von der Intensität niedrig und kann auch nur häusliche Übungen mit dem Theraband beinhalten. Ein Ausdauertraining von 20 Minuten kann auch auf zwei Trainingseinheiten von je 10 Minuten aufgeteilt werden, eine morgens und eine am Nachmittag. Die Intensität der Kraftübungen ist an einem Tag sehr leicht (Borg 10–12) – weil am Folgetag noch ein Ausdauertraining ansteht –, an anderen Tagen dafür intensiver (Borg 12–14), wenn am nächsten Tag ein Erholungstag folgt.

Die Bezeichnung des subjektiv empfundenen Anstrengungsgrades, also nicht einer objektiv messbaren Intensität etwa nach Puls, sondern allein der subjektiven Bewertung, kann anhand der Borg-Skala erfasst werden. Sie geht auf den Psychologen Gunnar Borg zurück, der diese Einteilung wählte und den Wert Borg 13 als Grenze zwischen einer Belastung, die noch länger durchgeführt werden kann und einer Belastung, die nur noch begrenzt aufrechterhalten werden kann (Borg >14), definierte. So können Krebspatienten ihre persönliche Belastungsempfindung von Übungen einschätzen und in ihrem Trainingstagebuch dokumentieren.

INFO

DIE BORG-SKALA

Einschätzung der subjektiven Belastung

06	
07	Sehr, sehr leicht
08	
09	Sehr leicht
10	
11	Recht leicht
12	
13	Etwas anstrengender
14	
15	Anstrengend
16	
17	Sehr anstrengend
18	
19	Sehr, sehr anstrengend
20	

Trainieren auch während der Chemotherapie?

Die Verabreichung von chemotherapeutischen Medikamenten kann entweder über einen kürzeren Zeitraum von wenigen Stunden oder kontinuierlich über ein Pumpensystem erfolgen. Die allgemeine Empfehlung während dieser Zeit ist, sich eher zu schonen und körperliche Belastungen zu vermeiden. Viele Patienten empfinden diese Zeit schon allein wegen der Nebenwirkungen mit Übelkeit, Erbrechen, Kopfschmerzen und allgemeiner Abgeschlagenheit als extrem belastend.

Deshalb nutzen viele Patienten diesen Tag oder Zeitraum als Ruhephase. Mediziner raten gerade bei Chemotherapien, die die Pumpfunktion des Herzens beeinträchtigen können, von jeder Form körperlichen Trainings ab. Allerdings: Das Verständnis der Zusammenhänge ändert sich momentan.

Aktiv am Tag der Chemo?

Meiner Erfahrung nach gibt es durchaus viele Patienten, die geringe körperliche Aktivität, wie etwa längere Spaziergänge, auch am Tag der Chemotherapie insgesamt positiv bewerten. Offensichtlich scheint auch ein körperliches Training direkt vor der Chemotherapie eine alternative Möglichkeit zu sein, das allgemeine Unwohlsein abzuschwächen. Andere Patienten berichten hingegen, dass sie am Tag der Chemotherapie derart ausgeprägte Nebenwirkungen zeigen, dass an eine körperliche Belastung nicht zu denken ist. Die Entscheidung, wie Sie den Tag der Chemotherapie nutzen, muss also Ihnen überlassen bleiben.

Es ist äußerst wichtig, dass Medikamente zur Schmerztherapie und zur Verhinderung von Erbrechen optimal dosiert werden. Auf ein gezieltes Training, so der generelle Konsens, sollte eher verzichtet werden. Ob ein Training direkt während der Chemotherapie vielleicht die Effektivität und Wirkung der Medikamente verändert, ist bisher nicht untersucht und bleibt abzuwarten.

»Auftrainieren« vor der Chemo?

In diesem Zusammenhang sei erwähnt, dass Patienten mit Stammzelltransplantation wie bei Leukämie oder auch der Chemotherapie von Brust- und Darmkrebs insgesamt von einem guten körperlichen Fitnessstatus hinsichtlich der Symptomatik profitieren. Es zeigt sich, dass die Aktivität der Muskelfasern ebenso wie das Muskelvolumen die Beschwerden während der Chemotherapie tatsächlich verringern. Sie sollten also vor allen Dingen vor der Chemotherapie und zwi-

WICHTIG

VORSICHTIG SEIN!

Kein oder eingeschränktes Training während der Chemotherapie bei:

- Metastasen-Belastung von Knochen, die instabil und frakturgefährdet sind
- Herz-Kreislauf-Erkrankung und Pumpfunktionsstörung des Herzens (Indikation nach Rücksprache mit Kardiologen / Herzspezialisten)
- Während der Chemotherapie mit herzschädigenden Medikamenten
- Vorliegen eines Infektes

schen ihren Abschnitten ein körperliches Training in der Kombination aus Ausdauer- und Krafttraining einplanen und durchführen. Damit wird das Prinzip »Auftrainieren vor Chemotherapie« verfolgt – ein neues Konzept, das von Experten, die sich dem Thema »Sport als Therapie bei Krebserkrankungen und während der Chemotherapie« widmen, favorisiert wird; Erfahrungen aus Studien und Erfahrungen eigener Patienten können diesen Zusammenhang zweifelsfrei belegen.

Trainieren auch mit Port?

Der »Port« ist ein künstlicher Venenzugang, der vielen Patienten vor einer Chemotherapie gesetzt wird, da mit therapiebedingten Schäden an den Venen zu rechnen ist. Er wird als Katheter mit einem unter der Haut liegenden Endstück unterhalb des Schlüsselbeins angelegt und kann mit einer Nadel auf herkömmliche Weise angestochen werden. Dieser Ersatz-Venenzugang leitet die Chemotherapie direkt in die große Hohlvene am Herz, wodurch die Wirkstoffe der Chemotherapie schneller im Blut verteilt werden. Auch kann über den Port Blut abgenommen werden.

Wollen Sie nach der Chemotherapie ein Krafttraining durchführen oder Sportarten wie Tennis oder Golf ausüben, sollten Sie die Lage des Ports beachten. Diese sollte bei Rechtshändern möglich auf der linken

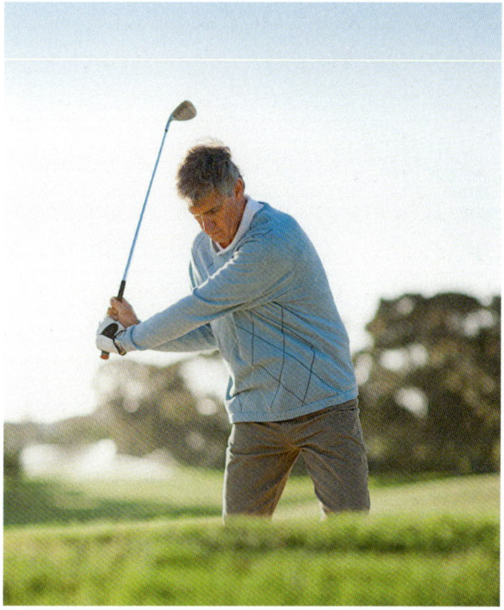

Für Golfspieler oder Personen, die ein Krafttraining machen, ist die Lage des Ports wichtig.

Brustkorbseite liegen, bei Linkshändern entsprechend rechts. Die Zugkräfte, die beim Ausholen mit dem Tennisschläger auf das Portsystem wirken, können diese Bewegung einschränken oder ganz unmöglich machen. Grundsätzlich ist aber ein normaler Bewegungsradius des Arms auch auf der Portseite ohne weiteres möglich.

Trainieren während der Strahlentherapie?

Insgesamt ist eine Strahlentherapie für den Patienten weniger belastend als eine Che-

HEIMLICHES TRAINING WÄHREND DER CHEMO

Bei Klinikbesuchen treffe ich mich mit Kollegen, um das durchaus neue Thema »Körperliches Training oder Sporttherapie bei Krebspatienten als integrativer Teil einer ganzheitlichen Krebstherapie« zu besprechen.

So habe ich mich mit dem Leiter einer Münchner Klinik verabredet, die sich auf Stammzelltransplantation bei Knochenmarkstumoren wie dem sogenannten »Plasmozytom« spezialisiert hat. Bei dieser Erkrankung teilt sich eine bestimmte Zellart im Knochenmark ungehemmt, vermehrt sich und verdrängt damit das gesunde Knochenmark. Diese Patienten erhalten eine Hochdosis-Chemotherapie, die praktisch die eigenen Blutzellen auslöscht, um in der Folge Stammzellen infundiert beziehungsweise transplantiert zu bekommen, die sich im Knochenmark einnisten und von dort ausgehend ein neues und intaktes Blutbild aufbauen. Aufgrund der hohen Dosis der Wirkstoffe sind die Patienten in ihrer körperlichen Verfassung besonders geschwächt. Bei der gemeinsamen Visite wies mich der Chefarzt auf einen Patienten hin, der nach Entlassung aus der Akutklinik wahrscheinlich an einem Trainingsprogramm teilnehmen würde. Trotz seines Alters hatte der Krebspatient, ein Landwirt, die Chemotherapie besser als andere Patienten toleriert. Beim gemeinsamen Gespräch erzählte er, dass er sein Leben lang körperlich gearbeitet habe. Und auf die Frage, warum er denke, dass er diese Therapie so gut toleriert habe und nun an einem Trainingsprogranmm teilnehmen möchte, antwortete er: »Ich trainiere doch schon die ganze Zeit dreimal am Tag mit Liegestützen, Sit-ups und Seilspringen«. Dann zog er eine Isomatte unter dem Bett hervor und führte seine Übungen vor. Es zeigte sich, dass dieser Patient ohne vorherige Instruktion verstanden hatte, dass er seine Leistungsfähigkeit und Belastbarkeit während der Therapie im Krankenhaus erhalten musste, um schnell wieder körperlich belastbar zu sein und seine Familie auf dem Bauernhof unterstützen zu können.

Die Ausführungen des Chefarztes, die sich auf Studien beriefen, waren weniger überzeugend als das konkrete Beispiel eines Patienten, der seine Therapie mit einem mehrmaligen täglichen Training subjektiv und objektiv viel besser überstanden hatte als andere Patienten – und das ohne offiziellen medizinischen Hinweis.

motherapie. Dennoch sind neben entzündlichen Hautveränderungen durch die Strahlung auch allgemeine Symptome wie Abgeschlagenheit zu beobachten. Da etwa bei Brustkrebs die Strahlentherapie als häufige ergänzende Behandlungsform nach einer Chemotherapie eingesetzt wird, ist derAllgemeinzustand der Patientinnen bereits zu Beginn schlechter. Die Kombination aus beiden Therapien bedeutet ein gehäuftes Auftreten des chronischen Müdigkeitssyndroms und macht eine Sporttherapie noch wichtiger. Die wenigen Studien, die ein Training in dieser Phase untersucht haben, zeigen durchweg positive Effekte. Insbesondere muss auf die empfindlichen Hautregionen achtgegeben werden: mechanischer Zug und der Kontakt mit Wasser sollte hier vermieden werden. Eine entsprechende Pflege ist essentiell.

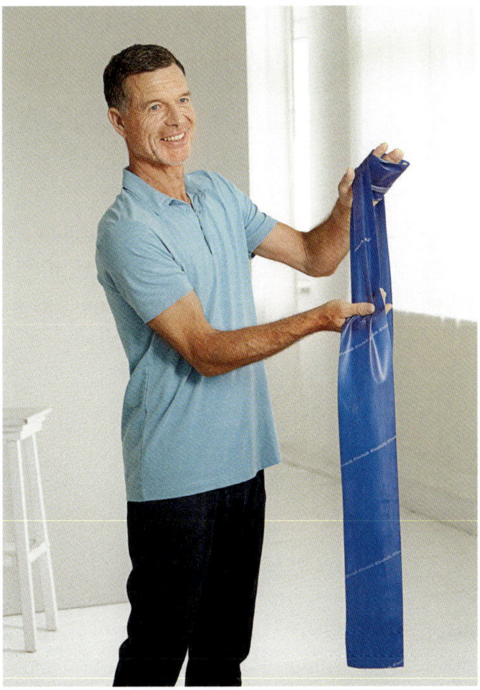

Therabänder helfen bei der Muskelaktivierung – ohne zu viele Kalorien zu verbrennen.

Training bei starkem Gewichtsverlust (Kachexie)?

Zunächst einmal mag es verwundern, dass bei einer zehrenden Krebserkrankung, die zu einer Abnahme des Körpergewichts führt, ein Trainingsprogramm durchgeführt werden kann und soll. Körperliches Training verbraucht Kalorien und verstärkt dadurch noch den Gewichtsverlust. In der Theorie richtig – doch handelt es sich bei diesem Training nicht um ein Ausdauertraining mit hohem Kalorienumsatz, sondern um ein sehr moderates, sehr gezieltes Training der Muskulatur. Wenn man abnimmt, schwindet als erstes die Muskelmasse, gerade wenn Inaktivität hinzukommt.
Allein die »Aktivierung« der Muskulatur mithilfe von elastischen Bändern (Therabandübungen) ist bereits ausreichend, ohne gleichzeitig zu viele Kalorien zu verbrennen und einer Gewichtsabnahme weiter Vorschub zu leisten. Das Bild der Kachexie ist vielschichtig. Kennzeichnend sind starke

Gewichtsabnahme, Störungen des Hormonstatus und eine erhöhte Entzündungsreaktion im Körper. Chemotherapiepatienten verlieren oft stark an Gewicht, hervorgerufen durch Nebenwirkungen wie Schluckstörungen, Appetitlosigkeit und der bedingten verminderten Nahrungsaufnahme. Die fortgeschrittenen Krebserkrankungen mit Fernabsiedlungen oder bestimmte Krebsarten wie Bauchspeicheldrüsenkrebs gehen besonders häufig mit einer ausgeprägten Gewichtsabnahme einher.

Viel (Gewicht) hilft viel?

Ein höheres Ausgangsgewicht vor der Therapie, das wäre naheliegend zu glauben, hat eine bessere Prognose zur Folge, beispielsweise bei einer sehr zehrenden Krebsart wie Bauchspeicheldrüsenkrebs. Doch das ist nicht der Fall. Entscheidend ist vielmehr die Muskelmasse. Eine hohe Muskelmasse verbessert das Überleben bei einer Krebserkrankung, nicht das Fettgewebe.
Es wäre deshalb die falsche Strategie, sich Kalorien und damit Fettpolster anzuessen. Richtig ist die Kombination aus erhöhter Kalorienaufnahme mit einer Aktivierung der Muskultur durch körperliches Training – in diesem Fall Muskelaktivierungs- oder Krafttraining. Eiweißhaltige Nahrung unterstützt dabei das Training ideal. Wie man es von Kraftsportlern kennt, stellt diese Ernährung auf der einen Seite die optimale Versorgung der Muskulatur mit Nährstoffen sicher, die für den Muskelstoffwechsel entscheidend sind; auf der anderen Seite werden die eiweißproduzierenden Gene durch die Belastung angeschaltet. Beachten Sie das Timing zwischen Nahrungsaufnahme und Training! Als Faustregel sollte eine Trainingseinheit möglichst 30 bis 60 Minuten nach der jeweiligen Mahlzeit durchgeführt werden. Frei nach dem bekannten Motto: »Nach dem Essen sollst Du ruh'n oder ein Krafttraining tun«.

Trainieren gegen das Müdigkeitssyndrom?

Patienten mit chronischem Müdigkeitssyndrom sprechen durchaus gut auf ein körperliches Training an. Obwohl sie abgeschlagen und müde sind, weist ein sehr moderates Training in jedem Fall positive Effekte auf. Die Übungen sind so zu strukturieren, dass ausreichend auf Ruhephasen geachtet und die Belastungsintensität nicht zu hoch ist: Moderates bis moderat-höheres Ausdauer- und Krafttraining sollte sich abwechseln. Empfohlen ist die Kombination von Physiotherapie, Kraft- und Ausdauertraining, wobei die Physiotherapie mit Massagen zunächst im Vordergrund steht.
Leichtes Krafttraining mit und ohne Geräte unter Anleitung ist eine nächste Stufe, die schließlich durch ein Ausdauertraining ergänzt wird. Dieses Ausdauertraining sollte

an drei nicht aufeinanderfolgenden Tagen in der Woche durchgeführt werden. Die Länge einer Einheit kann 10 bis 30 Minuten betragen; wählen Sie zu Beginn einen geringeren Zeitumfang und trainieren Sie gegebenenfalls auch mehrmals am Tag. Da das chronische Müdigkeitssyndrom nicht nur während der Akuttherapie auftritt, sondern auch bei 30 Prozent der Patienten bis zu fünf Jahre nach der Behandlung fortbesteht, bezieht sich ein solches Trainingskonzept auf einen langen Zeitraum.

Besonders wichtig: das passende Sportkonzept

Entscheidend im Gesamtkonzept einer sporttherapeutischen Behandlung des chronischen Müdigkeitssyndroms sind die Ermittlung und die Steuerung der optimalen Dosis zur Vermeidung von Unter- und Überforderung. Zu intensive Belastungen führen eher zu einer Verschlechterung der Symptomatik, vor allem dann, wenn die wichtigen Erholungsphasen nicht ausreichend eingehalten werden.
Unterforderung oder zu lange Pausen zwischen den Trainingseinheiten, wie etwa von vielen Tagen oder gar Wochen haben eine deutliche Abnahme der Belastbarkeit zur Folge. Es gibt also kein »Vortrainieren« oder »Nachtrainieren«. Es kommt auf die genau angepasste, regelmäßige Dosis der Sporttherapie mit einer langsamen Steigerung und geregelten Erholungsphasen an. Je ausgeprägter das Fatigue-Syndrom, desto moderater muss die körperliche Aktivität gewählt werden.

TIPP

GRUNDSÄTZLICHES

Wählen Sie lieber häufige kurze Einheiten mit moderater Intensität, als sich in einer Trainingseinheit zu überfordern. Lassen Sie die Blutwerte regelmäßig überprüfen. Weitere Unterstützungsmöglichkeiten bieten spezielle Fatigue-Sprechstunden der Beratungsstellen der Krebsgesellschaft an.

Wie finde ich meine optimale Trainingsintensität?

Das optimale Maß sollten Sie als Patient berücksichtigen – auch wenn dies beim Müdigkeitssyndrom nicht immer ganz korrekt angegeben werden kann. Dafür ist eine detaillierte Diagnostik mittels Belastungstest und Feststellung des optimalen Trainingspulses oder der optimalen Trainingsintensität empfehlenswert (▸ **siehe Beispiele ab Seite 102**). Sollten Sie keine Möglichkeit zur Durchführung eines Belastungstests haben, kann mithilfe eines Fragebogens das individuelle Fatigue-Empfinden dokumentiert und überwacht werden.

Trainieren auch mit Knochenmetastasen?

Ein wirkliches Problem, vor allem auch bei der Verschreibung von körperlichem Training, stellt die Diagnose von Knochenmetastasen dar. Besonders der Brust- und der Prostatakrebs können sich bis in den Knochen ausbreiten und die Knochenstruktur auflösen. An dieser Stelle kommt es dann zu einer Instabilität mit der großen Gefahr von Knochenbrüchen.

Gerade eine Überlastung durch Stöße oder Zug kann dazu führen, dass der Knochen an dieser Sollbruchstelle bricht. Deshalb muss ein befallener Knochen vom körperlichen Training, egal ob das nun das Kraft- oder Ausdauertraining ist, ausgenommen werden. Zwar werden diese Tumorabsiedlungen im Knochen bestrahlt, um den Tumor abzutöten und dem Knochen eine gewisse Stabilität zurückzugeben, die Gefahr eines Knochenbruchs bleibt dennoch bestehen. Die sogenannten Orthesen, also orthopädische Stützen, können einen gewissen Schutz gewährleisten und sollten deshalb unbedingt bei jedem Training getragen werden.

Grundsätzlich sollten Sie aber erst nach Freigabe durch den Arzt das körperliche Training wieder aufnehmen. Aktivitäten im Wasser, beispielsweise Schwimmen, können durch den Wegfall von Erschütterungen aber auch bei stabilen Knochenmetastasen durchgeführt werden.

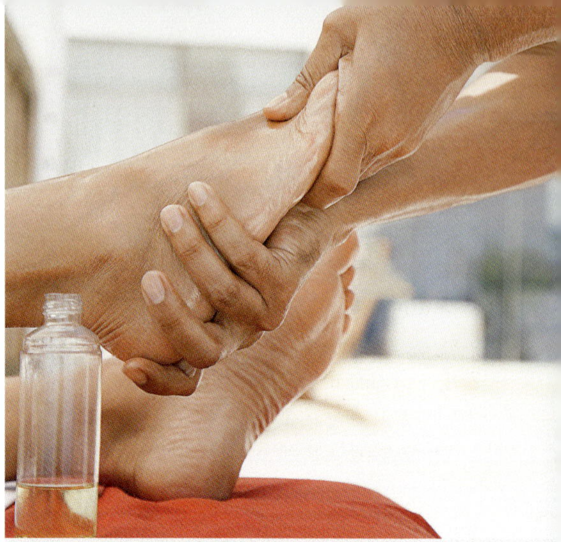

Bei Taubheitsgefühlen in den Fußsohlen: Achten Sie auf eine gute Fußpflege.

Trainieren bei Osteoporose?

Gerade bei Behandlungen, die den Hormonstoffwechsel beeinflussen (Chemotherapie oder eine hormonhemmende Therapie bei Brust- und Prostatakrebs), kommt es zu einer Verringerung des Knochenkalks und Verschmälerung der kleinen Knochenstreben im Knochenkern. Diese Osteoporose tritt auch ohne Krebserkrankung meist bei Frauen nach der Menopause auf, sodass die Nebeneffekte der Anti-Hormontherapie im Rahmen der Krebsbehandlung zusätzlich berücksichtigt werden müssen. Bei Männern mit Prostatakrebs nimmt die Knochendichte in den ersten Jahren der Ausschaltung der männlichen Hormone um drei bis fünf Prozent jährlich ab. Ältere Frauen wie Männer haben also grundsätzlich ein erhöhtes Risiko für Knochenbrüche. Deshalb ist es wichtig, geeignete Übungen zu erlernen, die zwei Ziele verfolgen:

1. Nicht-stürzen: Dafür sind Koordinationsübungen und die Kräftigung der Oberschenkel sehr wichtig.
2. Knochenkräftigung: Hier spielen die Druck- und Zugbelastungen der Knochen eine große Rolle.

Was muss bei Nervenschädigung beachtet werden?

Nervenschädigungen, vor allem der Nervenenden, werden oft nach Chemotherapiebehandlungen beobachtet. Sie äußern sich als Taubheitsgefühl in den Fingerspitzen und Fußsohlen. Den Betroffenen fehlt das Gefühl beim Gehen auf unebenem Untergrund und sie bemerken Verletzungen der Haut nicht oder zu spät. Gleichzeitig ist die Regulation der Durchblutung gestört, was die Heilung der Haut zusätzlich beeinträchtigt. Diese Patienten sollten auf aufmerksame Fußpflege und perfekt passendes Schuhwerk während des körperlichen Trainings achten. Wegen des eingeschränkten Gefühls in den Fingerspitzen können sich Armübungen mit dem Theraband oder den Gewichten als ungeeignet herausstellen. Spezielle Übungen sind nötig, um die Koordination zu erhalten und zu verbessern sowie das eingeschränkte Gefühl in den Finger- und Fußspitzen zu kompensieren.

Trainieren als Langzeitkonzept?

Nach der Akutphase im Krankenhaus schließt sich häufig ein Aufenthalt in einer Rehabilitationsklinik an, wo auch die Themen Psyche, Ernährung und Bewegungstherapie gezielt angesprochen werden und so das Gesamtkonzept der »supportiven«, also unterstützenden Therapie, abgerundet wird. Nicht selten berichten Patienten, die diesen »gesunden Lebensstil« weiter fortführen, dass Sie noch Monate nach Beendigung der Krebsbehandlung aufgrund des körperlichen Trainings im Alltag wesentlich fitter sind als vor der Krebserkrankung. Die Wahrheit ist meist: Vor der Erkrankung nahmen die Patienten das Defizit einfach nicht wahr oder wollten es nicht bemerken. Es ist nie zu spät für einen Neuanfang!
Sie sollten Trainingsformen wählen, die Spaß machen und regelmäßig umgesetzt werden können. Auch die Frage »Alleine oder in der Gruppe?« sollten Sie klären beziehungsweise ausprobieren. Wenn es die Erkrankung erlaubt, sollten Sie möglichst auch solche Sportarten in ein Trainingsprogramm integrieren, die Ihnen Spaß machen beziehungsweise die Sie schon vor der Erkrankung oder im jugendlichen Alter betrieben haben. Das gilt vor allem in der ersten und dritten Phase. Die Basis jedes langfristigen Trainingsprogramms (Phase drei) bei Tumorpatienten ist eindeutig in einem re-

gelmäßigen Ausdauertraining zu sehen – ein in Studien nachgewiesener, für die Prognose bei Darm-, und Brustkrebs günstiger Faktor. Ausdauertraining allein reicht dennoch nicht aus. Da wir mit zunehmendem Alter Muskelmasse abbauen und mehr Fettgewebe ansetzen, sollte es für ein ganzheitliches Trainingskonzept und zur Verbesserung der Körperwahrnehmung um Muskelfunktionstraining und Flexibilitäts- / Koordinationstraining ergänzt werden.

Trainieren unter physiotherapeutischer Anleitung?

Ich selbst verordne sehr gerne zu Beginn eine Physiotherapie, die später mit einer Trainingstherapie am Gerät, das heißt unter Anleitung, auch in einem Rehabilitationsstudio durchgeführt werden kann. Gerade Patientinnen nach Brustoperationen oder Patienten nach schwerer Bauchoperation oder nach Strahlen- und Chemotherapie empfinden ihren Körper häufig als geschunden und stark beeinträchtigt. Eine Brustamputation mit nachfolgender Bestrahlung oder ein künstlicher Darmausgang werden als starke und permanent sichtbare beziehungsweise als sichtbar empfundene Veränderung betrachtet. Viele Patienten haben deshalb Schwierigkeiten, mit dieser Körperveränderung umzugehen und sie als »normal« zu akzeptieren. Viele verleugnen ihren Körper und lassen intensiven Körperkontakt selbst innerhalb der Familie oder mit dem Partner immer weniger zu. Patienten beschreiben die Situation häufig als eine Art »nebeneinander leben« von Kopf und Körper. Bestärkt werden sie darin, dass der zweifellos veränderte Körper nicht mehr ungezwungen von den eigenen Familienmitgliedern und Partnern akzeptiert wird. Die Betroffenen reagieren mit Zurückhaltung und Unsicherheit.

Besonders effektiv: Massagen

Eine Physiotherapie, speziell mit Massagen, hat nicht nur eine lockernde und entspannende Funktion. Sie kann nach und nach alleine über das intensive Berühren des Körpers eine sichtbare Entspannung und Akzeptanz der Körperfunktion und des

WICHTIG

GANZHEITLICHE THERAPIE

Insgesamt ist die Physiotherapie einer der wichtigsten Bausteine der ganzheitlichen Therapie, die aufgrund von Budgeteinschränkungen der Ärzte leider viel zu wenig verordnet wird. Angesichts des starken Effekts und der verschwindend geringen Kosten im Vergleich zu einer Chemo- / Strahlen- oder Immuntherapie unverständlich.

Körperstatus bewirken. Nach langer Therapie und der psychischen Anspannung über einen langen Zeitraum leiden die Patienten und Patientinnen fast immer unter muskulärer Verspannung. Die eingeschränkte Mobilität nach der Operation und die Strahlen- beziehungsweise Chemotherapie verstärken die Verspannungen und beeinträchtigen das Gesamtkörpergefühl. Grundlage einer Therapiestrategie sind deshalb Lockerungsübungen und Massagen – ergänzt durch Krankengymnastik am Gerät.

Die optimale Trainingseinheit

Unter Anleitung und Berücksichtigung der körperlichen Einschränkungen absolvieren Krebspatienten ein Trainingsprogramm, das auf einem Funktionstraining mit Gymnastikbällen, -bändern, Koordinationsübungen und Ausdauertraining basiert. Hinzu kommt, meist als dritte Stufe des Trainingskonzepts, ein Krafttraining an Geräten zur Stärkung der Muskulatur. Die optimale Trainingseinheit besteht somit aus Massage, Physiotherapie und Funktionstraining. Die Physiotherapie berücksichtigt dabei spezifische postoperative Aspekte: So kann bei bindegewebsartigen Verhärtungen nach Operation oder Strahlentherapie eine Lockerung und Dehnung erfolgen oder bei Lymphödem – etwa nach Brustentfernung inklusive der Achsellymphknoten – eine Lymphdrainage des betroffenen Arms durchgeführt werden.

Krebssportgruppen: Was erwartet mich dort?

Ähnlich wie für Herz- oder Diabetespatienten werden auch für Krebspatienten Rehabilitationssportgruppen angeboten – meistens von Sportvereinen mit einem sogenannten onkologischen Übungsleiter. Er hat Erfahrungen mit Rehabilitationssport und wurde speziell für die Problematik bei Krebspatienten ausgebildet. Die Qualifikation der Übungsleiter ist sehr unterschiedlich und reicht von Trainern, die sich das Wissen über Kurse angeeignet haben bis hin zu ausgebildeten Sportwissenschaftlern mit universitärem Abschluss. In diesen Gruppen ist, anders als bei Herzsportgruppen, kein Arzt vor Ort – eine direkte fachliche Kompetenz

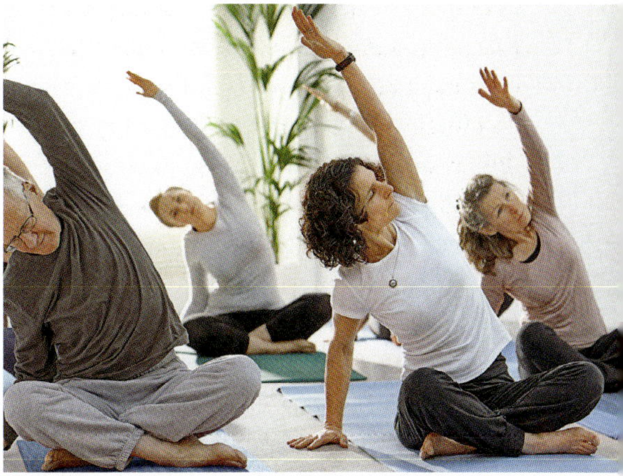

Training in der Krebssportgruppe: Hier bekommen Sie Ihre Übungsanleitungen für zu Hause.

zu speziellen Fragen der Krebserkrankung besteht somit nicht. Allerdings benötigt jede anerkannte Rehabilitationssportgruppe einen Arzt, der für eventuelle Rückfragen zur Verfügung steht. Meistens sind es jedoch die Übungsleiter, die über langjährige Erfahrung und ein gutes Wissen verfügen und oft weiterhelfen können.

Wichtig ist nur, dass Sie vor Beginn die Übungsleiter sowohl über Ihre Krankengeschichte als auch über psychische und physische Einschränkungen informieren. Viele Vereine fragen den aktuellen Gesundheitszustand mittels eines kurzen Fragebogens ab, um eventuelle Einschränkungen für das Training berücksichtigen zu können.

Die Übungen in der Krebssportgruppe zielen auf die Reduktion therapiebedingter Nebenwirkungen ab, indem sie entsprechende Funktionsgymnastik (Schließmuskeltraining, Übungen gegen Lymphödeme und bei Polyneuropathie) anbieten. Darüber hinaus wird auf die Verbesserung der Koordination und die Kräftigung der Muskulatur als aktive Sturzprophylaxe hingearbeitet. Durch eine Anleitung zum Ausdauer- und Krafttraining wird das Programm ergänzt.

Eine ganzheitliche Übungseinheit stärkt das Selbstwertgefühl und wird durch Entspannungsübungen sowie kleine Spielformen abgerundet. Allgemein besteht das Ziel, Krebspatienten eine fundierte Anleitung zum Umsetzen von entsprechend wichtigen Übungen oder Übungsinhalten zu vermitteln, die anschließend auch zu Hause durchgeführt werden können. In den Gruppen fühlen sich Patienten mit wenig oder fehlender Sporterfahrung meist gut aufgehoben. Für einige ist schon das Dabeisein ein großer Schritt, weil damit die Diagnose Krebs öffentlich gemacht wird. Allerdings zeigt die Erfahrung, dass gerade der Kontakt mit anderen Krebspatienten, der persönliche und soziale Austausch letztendlich überwiegt und die eigene Situation besser eingeschätzt und relativiert werden kann.

Das Plus der verschiedenen Trainingsmöglichkeiten

Eine Krebssportgruppe hat den Vorteil, dass es über eineinhalb bis zwei Jahre eine regelmäßige Anleitung gibt. Eine ideale Ergänzung ist das eigenständige Training, das auf diesen Erkenntnissen fußt und zeitlich in die eigene Wochenplanung integriert werden kann. Fitnessstudios mit kompetenter Anleitung, vor allem solche, die weniger auf Fitness als auf Gesunderhaltung und Rehabilitationssport setzen, sind eine optimale Ergänzung. Die Kombination aus Ausdauer- und Krafttraining in einer positiven Umgebung mit Rückkopplungsmöglichkeiten eines Trainers sind hier von großem Vorteil. Bei einem eigenständigen Training sollten Sie berücksichtigen, dass eine sportmedizinische Vorgabe erfolgen soll, um Überbelastungen oder Fehlbelastungen zu vermeiden.

KREBSTHERAPIE: JAZZ UND JOGGEN

Er spielt auf den Bühnen dieser Welt: Herr W. ist einer der besten Jazzgeiger weltweit, immer noch enthusiastisch und voller Elan, obwohl er schon fast 70 ist und eine lange Krankheitsgeschichte hinter sich hat.

Zweimal hat er den Lungenkrebs schon besiegt, und einen Schlaganfall, der ihn für einige Monate im Unklaren ließ, ob er je wieder seinen Bogen über die Saiten der elektrischen Geige würde streichen können. »Als Musiker haben wir in den 60er- und 70er-Jahren auf der Bühne geraucht und getrunken, das gehörte dazu.« Eigentlich kein Wunder, dass es ihn erwischt hat – erst der Mundhöhlenkrebs mit operativer Entfernung und Strahlentherapie, dann der Lungenkrebs mit Entfernung eines Teils der Lunge. Was ihn aber die ganze Zeit begleitet hat, war das Joggen. Über viele Jahrzehnte sei er sehr gerne regelmäßig gelaufen: »So habe ich mich bei meinem ungesunden Lebensstil einigermaßen fit halten können.« Die medizinischen Befunde unterstreichen dies. Er ist selbst nach den Erkrankungen und Therapien so leistungsfähig wie nur 20 Prozent der gesunden Vergleichsgruppe, hat sich nach seinen Tumorerkrankungen und Operationen sowie nach dem Schlaganfall immer wieder aufgerappelt und eisern zurück ins Leben trainiert.

Zwar musste er dabei immer wieder von »ganz unten« anfangen und sich langsam wieder fit machen. Im nachhinein meint er: »Besonders wertvoll in diesen Phasen war sicherlich ein Trainingsplan, der ganz auf meine Erkrankung, meinen Körper und meine Belastbarkeit abgestimmt war.« Heute steht er wieder vor internationalem Publikum und sagt: »Ohne mein Training wäre ich schon längst tot. Es hat mir immer wieder Kraft und Hoffnung gegeben und eine Konstitution, die eine standardisierte Tumortherapie zu jedem Zeitpunkt möglich machte.«

Letzteres ist neben der psychischen Stabilität sicherlich einer der wesentlichen Aspekte, die ein körperliches Training bewirkt: Patienten zeigen während der Chemotherapie weniger Nebenwirkungen, sodass die Therapie-Schemata seltener unterbrochen werden müssen. Sie konnten so umgesetzt werden, wie es in großen Studien als effektiv nachgewiesen wurde. Eine Verbesserung der Prognose durch die Chemotherapie war damit überhaupt erst möglich.

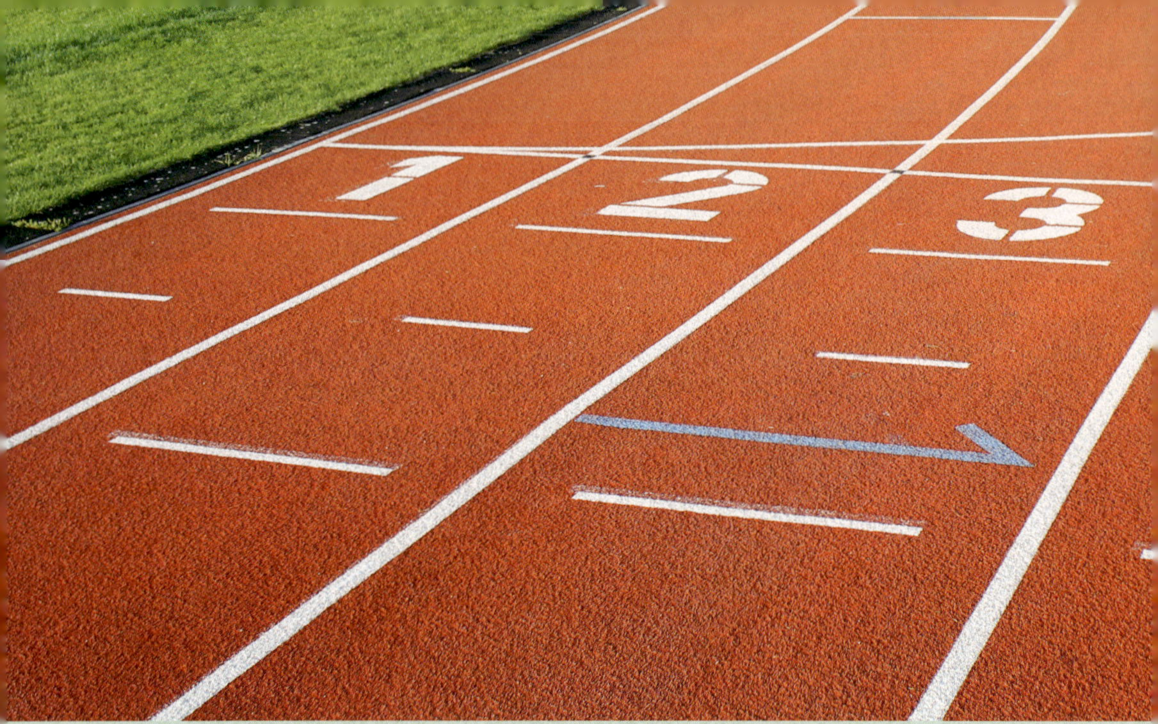

SPORTTHERAPIE BEI DARM-, BRUST- UND PROSTATAKREBS

Training bei Darmkrebs

Patienten mit Darmkrebs sind durch den Tumor selbst, häufiger noch durch die Operation in Belastbarkeit und Belastungsvermögen eingeschränkt. Ist bei operativer Entfernung des Tumors die direkte Verbindung der Darmenden möglich, muss nur auf die Bauchdecke und deren Muskulatur geachtet werden. Ist diese Verbindung technisch nicht möglich, muss das Ende des Darms an die Bauchwand gelegt und ein künstlicher Darmausgang geschaffen werden. Er wird dann täglich mit einem Beutel, dem »Stoma«, versorgt, der den Ausgang versiegelt und gleichzeitig den Stuhl über den Tag aufnimmt. Durch Wechsel des Beutels kann er einfach entsorgt werden. Ein Stoma schließt sehr gut ab, nimmt Luft und Stuhlgang auf und ermöglicht so dem Stomaträger, sich normal körperlich aktiv zu verhalten (inklusive Schwimmen in öffentlichen Bädern). Das Verfahren des Stoma-Tragens und auch des -Wechselns ist für die Patienten häufig nach kurzer Zeit nicht mehr belastend und die Versorgung wird zur Routine.

Vorsicht mit Krafttraining nach Bauchoperation!

Krafttraining ist für Patienten nach einer Bauchoperation nur eingeschränkt möglich. Bei der Operation werden Bauchmuskeln gespalten oder teilweise durchtrennt – bis die Muskeln und das angrenzende Bindegewebe wieder zusammengewachsen sind, sollte die vorübergehend instabile Bauchdecke nicht belastet werden. Normalerweise ist die Festigkeit nach drei Monaten wieder vollkommen hergestellt. Durch den künstlichen Darmausgang ist jedoch die Bauchdecke nur in Maßen belastbar, sodass zum Beispiel ein Krafttraining der Rumpfmuskulatur an Geräten sowie ohne Gewichte, aber auch Sit-ups zu Beginn nicht durchgeführt werden sollten.
Zudem sollten Sie sehr intensive Belastungen, ruckartige Bewegungen und Überstreckungen der Bauchmuskulatur sowie ein Training mit schweren Gewichten insbesondere in den ersten drei Monaten vermeiden.

WICHTIG

TRAINING BEI STOMATRÄGERN

Ein Stoma erleichtert unseren Alltag enorm. Doch beim Sport sollte man einige Vorsichtsmaßnahmen einhalten.

- Die Bauchlage ist nur eingeschränkt möglich.
- Starke, ruckartige Drehbewegungen sollten vermieden werden.
- Überstreckungen der Bauchdecke und -muskulatur sollten vermieden werden (Bogenspannung wie beim Tennisaufschlag, Golfabschlag).
- Krafttraining mit hoher Belastung der Bauchmuskulatur ist kontraindiziert.
- Ein Krafttraining bei Narbenbrüchen am Bauch ist ebenfalls kontraindiziert.
- Ist die Bauchdecke nach drei Monaten stabil, kann ein leichtes Krafttraining auch der Bauchmuskeln durchgeführt werden.
- Vermeiden Sie unbedingt eine Pressatmung beim Training oder beim Tragen von Gegenständen!
- Schwimmen und Wassergymnastik ist ohne Probleme möglich, da das Stoma den künstlichen Darmausgang komplett abdichtet.

Bei Alltagsaktivitäten, wie zum Beispiel der Gartenarbeit, sollten Sie deshalb unbedingt darauf achten, keine schweren Lasten zu heben oder zu tragen. Zusätzlich sollte bei allen Übungen eine gleichmäßige Atmung beibehalten werden – eine Pressatmung erhöht nämlich den Druck im Bauchraum und damit auf die in Mitleidenschaft gezogene Bauchdecke.

Nach dem Verheilungsprozess

Ist die Operationsnarbe vollständig abgeheilt, empfiehlt sich ein moderater Einstieg in ein individuell angepasstes Training unter professioneller Anleitung. Die Basis bildet ein moderates Ausdauertraining, das durch Kraft-, Beweglichkeits- und Koordinationsübungen ergänzt wird.
Gerade beim Einstieg in das körperliche Training sollten Sie sich nicht überfordern und dabei lieber häufige kurze Einheiten als eine zu lange und erschöpfende Einheit wählen. Ziel des Trainings ist einerseits die Verbesserung der gesamten körperlichen Konstitution und andererseits die Wiederherstellung der Beweglichkeit im operierten Bereich durch die Kräftigung der Bauch- und Rumpfmuskulatur.
Die interdisziplinäre enge Zusammenarbeit aus betreuendem Onkologen und Physio- beziehungsweise Sporttherapeuten ist dabei für einen optimalen Trainingserfolg, besonders nach einer längeren Sportpause, dringend erforderlich.

Spezifische Aspekte der Sporttherapie bei Brustkrebs

Die beste Dokumentation über die Zusammenhänge von körperlicher Aktivität und Krebs bilden die zahlreichen Studien, die sich der Krankheit Brustkrebs widmen. Viele allgemeine Empfehlungen leiten sich aus den Erkenntnissen über diese Krebsart ab. Das Training ist vergleichbar mit dem bei Darmkrebspatienten – auch hier sollte es sich aus den Komponenten Ausdauertraining, Krafttraining, Koordinationstraining und Beweglichkeitsübungen zusammensetzen sowie Massagen und Physiotherapie, speziell zur Behandlung des Lymphödems, einschließen.

Was müssen Brustkrebspatientinnen beachten?

Brustkrebspatientinnen leiden besonders auf der operierten und bestrahlten Brustseite durch Vernarbungen unter eingeschränkter Beweglichkeit des Oberarms. Durch die Entfernung der Lymphknoten sowie der nachfolgenden Bestrahlung ist es nicht zu vermeiden, dass die Lymphbahnen in der Achsel geschädigt werden und der Abfluss aus dem betroffenen Arm beeinträchtigt ist. Die Lymphe, die sich normalerweise aus der Hand über den Unter- und Oberarm in den Achsellymphknoten sammelt und von dort ins große Gefäßsystem weitergeleitet wird, staut sich auf. Patientinnen bemerken dies als »Flüssigkeitsschwellung« an Fingern, am Handrücken und Unterarm. Was Abhilfe schafft: Besonders in der Nacht sollte der Arm hochgelagert und ein Kompressionsstrumpf an Hand, Unter- und Oberarm getragen werden.

Training trotz Lymphödem? Ja, aber mit Vorsicht!

Ein Lymphödem bedarf besonderer Aufmerksamkeit beim körperlichen Training. Jedoch auch mit dem betroffenen Arm sind Übungen möglich und durchaus sinnvoll. Denn Patientinnen mit Lymphödem, die sich körperlich schonen, weisen doppelt so häufig eine Verschlechterung ihres Lymphödems auf als diejenigen, die körperlich aktiv waren.

Achten Sie allerdings darauf, während des Trainings möglichst immer den Kompressionsstrumpf zu tragen. Dadurch beugen Sie einer Verschlimmerung des Lymphödems durch die Belastung des Arms – gerade bei einem Krafttraining mit dem betroffenen Arm – vor. Isometrische Übungen, also statische Kraftübungen ohne Gelenkbewegungen, sollten Sie vermeiden, da sie den Druck im Arm erhöhen. Eindeutig zu empfehlen sind dynamische Kraftübungen mit leichten Gewichten, also solche Übungen, bei denen Gelenke auf eine Weise bewegt werden, dass konzentrische Belastungen den exzentrischen vorgezogen werden (Beschreibungen ▸ **siehe Seite 64**).

Trotz dieser Maßnahmen sollten Sie immer bedenken, dass Sie am oberen Brustkorb und in der Achselregion ein sehr verletzliches Therapieareal vorfinden, das durch ein Übermaß an Belastung auch geschädigt werden kann. Bestrahlte Hautbereiche sind besonders empfindlich und können durch Kleidung, die bei Armbewegungen an der Haut scheuert, aufrauen. Das macht die Haut dann auch besonders anfällig für Entzündungen. In diesen Fällen ist es sinnvoll, diese Bereiche abzudecken oder möglichst lockere Kleidung zu tragen. Von Kunststofffasern in der Kleidung ist abzuraten.

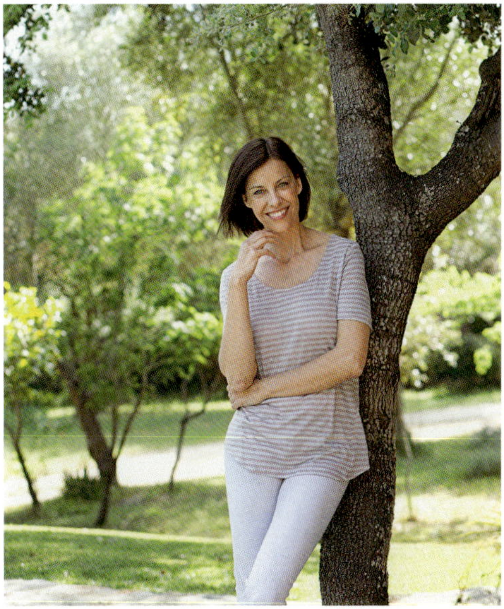

Bestrahlte Haut ist besonders empfindlich: Achten Sie deshalb auf lockere Kleidung.

VORTEILHAFT: BEWEGUNG IM WASSER

Besonders empfehlenswert und von Patientinnen als angenehm empfunden ist die Bewegung im Wasser. Der hydrostatische Druck des Wassers begünstigt den Abfluss der Lymphe im Arm und erleichtert die Bewegung. Da ruckartige Bewegung Schäden an behandeltem Gewebe verursachen können, kommt auch hier der positive Effekt des Wasserwiderstands zum Tragen. Die Haut bedarf allerdings besonderer Schutzmaßnahmen wie wasserabweisende Salben im Bereich der beanspruchten Hautareale. Die körperliche Aktivität im Wasser empfiehlt sich bei Patientinnen mit Gelenkarthrosen und deutlichem Übergewicht, da der Auftrieb des Wassers in diesen Fällen die Gelenke entlastet.

Grundsätzlich sollten Sie auch im Wasser das Training bei Lymphödem mit niedriger Intensität und Dauer beginnen. Jede Patientin reagiert auf identische Belastungen anders. Lernen Sie eine neue Bewegungsform, sollten Sie anschließend ein bis zwei Tage Pause zur Nachbeobachtung einplanen. So können Arzt und Sporttherapeut bewerten, ob und in welcher Weise sich das Ödem verändert und die nächste Trainingseinheit daran anpassen.

Brustkrebs: Massagen können mehr, als Sie glauben

Nach einer Operation und Bestrahlungstherapie ist es unvermeidlich, dass man sich als Patientin auf die Brustregion fixiert und versucht, sie zu schonen. Auch wenn der Gedanke zunächst richtig ist, muss man auf die positiven Effekte des Trainings gerade in dieser Konstellation hinweisen. Ruhe ist nicht immer das Optimale. Wer sich schont, riskiert zusätzlich die Versteifung des Schultergürtels durch verminderte Bewegung und vermehrte Anspannung der Muskulatur. Es kommt zu einem Missverhältnis aus betroffener und gesunder Seite. Häufig ist die

> **WICHTIG**
>
> **SPORTTHERAPIE**
>
> Folgen einer Brustoperation können durch Sporttherapie abgefedert werden und haben zum Ziel:
> - Verbesserung der Schulter-/Armbeweglichkeit
> - Vermeidung von Fehl- und Schonhaltungen
> - Ausgleich eines Kraftdefizits
> - Verminderung des Lymphödems
>
> Einschränkungen
> - Narben
> - Hautveränderungen (Strahlendermatitis)
> - Therapiebedingte Maßnahmen (zum Beispiel Port)
> - Isometrische Kraftübungen
> - Übungen in Bauchlage

Muskulatur zwischen Nacken und Schulter beziehungsweise dem Schulterblatt extrem angespannt und verhärtet, zunächst auf der betroffenen, bald darauf auch auf der gesunden Seite. Die Nacken- und Rückenschmerzen führen indirekt über die Verspannung oft auch zu Nacken-/Kopfschmerzen.
Eine der wesentlichen Strategien bei Brustkrebspatientinnen ist die Lockerung der Muskelverspannungen durch Massage. Linderung und Abhilfe können in diesen Fällen mehrmalige Massagen der Muskulatur des Schulter-/Nackenbereichs schaffen. Schon die Berührung dieses Gebiets durch einen Therapeuten kann Ängste lindern, die die Patientin durch die therapiebedingten Veränderungen der Brust empfindet.
Eine Massage hat neben der physischen Therapie von Muskelverhärtungen auch eine eindeutig psychologische Komponente, die durch die allgemeinen Effekte der Entspannung noch verstärkt wird. Sie sollte deshalb regelmäßig, neben der Lymphdrainage, in die Therapie von Brustkrebspatientinnen integriert werden.

INFO

TRAININGSKONZEPT

Lymphdrainage, Physiotherapie mit Kraft- und Bewegungstraining des betroffenen Arms sowie ein Ausdauertraining sind die drei wesentlichen Komponenten eines gezielten Trainingskonzeptes für die Brustkrebspatientinnen.

Spezielle Aspekte der Sporttherapie bei Prostatakrebs

Patienten mit Prostatakrebs sind größtenteils älter als 70 Jahre. Ein körperliches Trainingskonzept muss sich also nicht nur der Erkrankung, sondern auch dem Alter der Patienten anpassen. Bei längerer Liegezeit im Krankenhaus nach Operation nimmt die Leistungsfähigkeit in dieser Altersgruppe dramatisch ab – das Ausgangsniveau vor der Diagnose wird erst nach wesentlich längerer Zeit als bei Jüngeren erreicht. Eine Sporttherapie hat sich eindeutig als positiv während und nach einer Prostatakrebserkrankung auf die Lebensqualität, körperliche Fitness, Körperkomposition, Fatiguesymptomatik und die Kontinenzsituation gezeigt. Deshalb ist es wichtig, dass Sie auch während des Krankenhausaufenthaltes ein Training absolvieren. Entscheidend ist besonders ein Krafttraining zum Erhalt der Muskulatur. Schon einfache Therabandübungen im Krankenbett und im Krankenzimmer können dazu ausreichen.
Im Vordergrund eines langfristigen Konzepts sollte ein Ausdauertraining stehen, das spätestens nach Entlassung aus der Akutklinik begonnen werden sollte.

Harninkontinenz

Problematisch in mehrfacher Hinsicht ist nach Operation und Bestrahlung die eingeschränkte Funktion der Schließmuskulatur, Stichwort »Harninkontinenz«. Obwohl die Inkontinenzrate durch verbesserte Operationstechniken in den letzten Jahren deutlich gesenkt werden konnte, stellt die postoperative Harninkontinenz häufig die für den Patienten belastendste Komplikation dar. Im Optimalfall bleiben die versorgenden Nerven sowie Muskelstränge des Beckenbodens unbeeinträchtigt. Doch der geringe Abstand zwischen Schließmuskelgeflecht und Prostata erschwert den vollständigen Erhalt der Harnkontinenz bei einer radikalen Entfernung der Prostata.

Daher leiden viele Patienten postoperativ in den ersten Wochen bis Monaten an entsprechenden Symptomen. Meistens können sie allerdings nach einigen Wochen bis Monaten, unter Umständen auch bis zu einem Jahr nach der Operation, durch ein Schließmuskeltraining verbessert werden. Letztendlich verbleibt aber ein etwa zehnprozentiges Risiko für ausgeprägte Blasenschwäche (»Harninkontinenz«).

Wichtig: Schließmuskeltraining

In mehr als 90 Prozent der Fälle ist die Ursache in einer Schwäche des Schließmuskelapparates zu suchen – ein Schließmuskeltraining ist also eine zentrale und dringende Maßnahme!

Ein frühzeitig eingeleitetes Training ist für den Erfolg ausschlaggebend. Da sich die Symptome bis zu einem Jahr nach der Operation verbessern können, sollten Sie sich als Patient unbedingt zum Eigentraining anleiten lassen. Auch aus diesem Grund sollten operative Maßnahmen zur Behandlung der Belastungsinkontinenz nicht vor Ablauf von zwei Jahren nach der Operation durchgeführt werden.

Teil eines angeleiteten Trainings in Einzel- oder Gruppentherapie ist auch die Erklärung der Anatomie und Physiologie von Blase und Beckenboden. Denn ohne Verständnis für die Trainingsinhalte und -ziele kann kein optimales Resultat erzielt werden.

WICHTIG

TRAININGSINHALTE

Kurz zusammengefasst die wichtigsten Übungen:

- Bewusstmachung und gezielte Wahrnehmung der Muskeln des kleinen Beckens
- Gezielte Entspannungsübungen der Muskulatur des Beckenbodens und Beckens
- Atemübungen zur Förderung der Entspannung
- Gezieltes, bewusstes Ansteuern der Schließmuskeln

Beim Schließmuskeltraining wird der Schwerpunkt auf die Funktionsabläufe und das Zusammenspiel der Muskelgruppen gelegt. Ein reines, zu intensives Krafttraining jedoch könnte das Zusammenspiel und die Koordination zwischen den Muskeln nicht spezifisch trainieren, im Gegenteil: intensives Anspannen der Muskulatur mit Pressatmung während des Krafttrainings und anschließendem plötzlichem Lösen der Muskulatur führt häufig zum Kontrollverlust und Harnabgang.

Bleiben Sie dran! Auch wenn anfangs – nach monatelangem Training – möglicherweise die ersehnten Erfolge gänzlich ausbleiben, dürfen Sie die Übungen auf gar keinen Fall einstellen. Es gibt zusätzliche Hilfsmittel in Form von Reizung durch Strom und Erfassung über eine Sonde im Enddarm (Feedback-Mechanismus), die die Wahrnehmung und Zuordnung der Muskeln wieder verbessern. Biofeedback-Instrumente können Sie in der richtigen Ausführung der Übungen und Aktivierung der Muskeln unterstützen und mit objektiven Messwerten die Steigerung der Anspannung der trainierten Muskulatur belegen.

Da jedoch eine Steigerung dieser Kontraktilität nicht zwangsläufig eine Verbesserung mit sich bringt, ist es ratsam, die Symptome in einem Miktionstagebuch (auch »Miktionsprotokoll« genannt, Miktion = Wasserlassen) zur optimalen Durchführung des Schließmuskeltrainings zu dokumentieren.

INFO

SPORTTHERAPIE

Empfehlungen für die Sporttherapie:

- In allen Therapiephasen möglich und sinnvoll
- Kombination aus Ausdauer- und Krafttraining (Erhalt der Muskelmasse)
- Schließmuskeltraining (Harninkontinenz)
- Koordinationsschulung und Sturzprophylaxe (Osteoporose)
- Vermeidung sozialer Isolation

Einschränkungen:

- Stoßbelastungen und Pressatmung
- In bestimmten Fällen langes, regelmäßiges Radfahren mit Druck auf das Behandlungsgebiet
- Sportarten mit hohem Sturzpotenzial (Risikosportarten)
- Kontaktsportarten mit erhöhtem Verletzungsrisiko

In dieser vorübergehenden Zeitphase der Inkontinenz ist die Aufklärung und Versorgung mit ausreichenden Hilfsmitteln gegen die Harninkontinenz besonders wichtig. Im Vordergrund steht, dass Sie sich so wenig wie möglich eingeschränkt fühlen und dass die Inkontinenz kein Hindernis für Ihre sportlichen Aktivitäten darstellt.

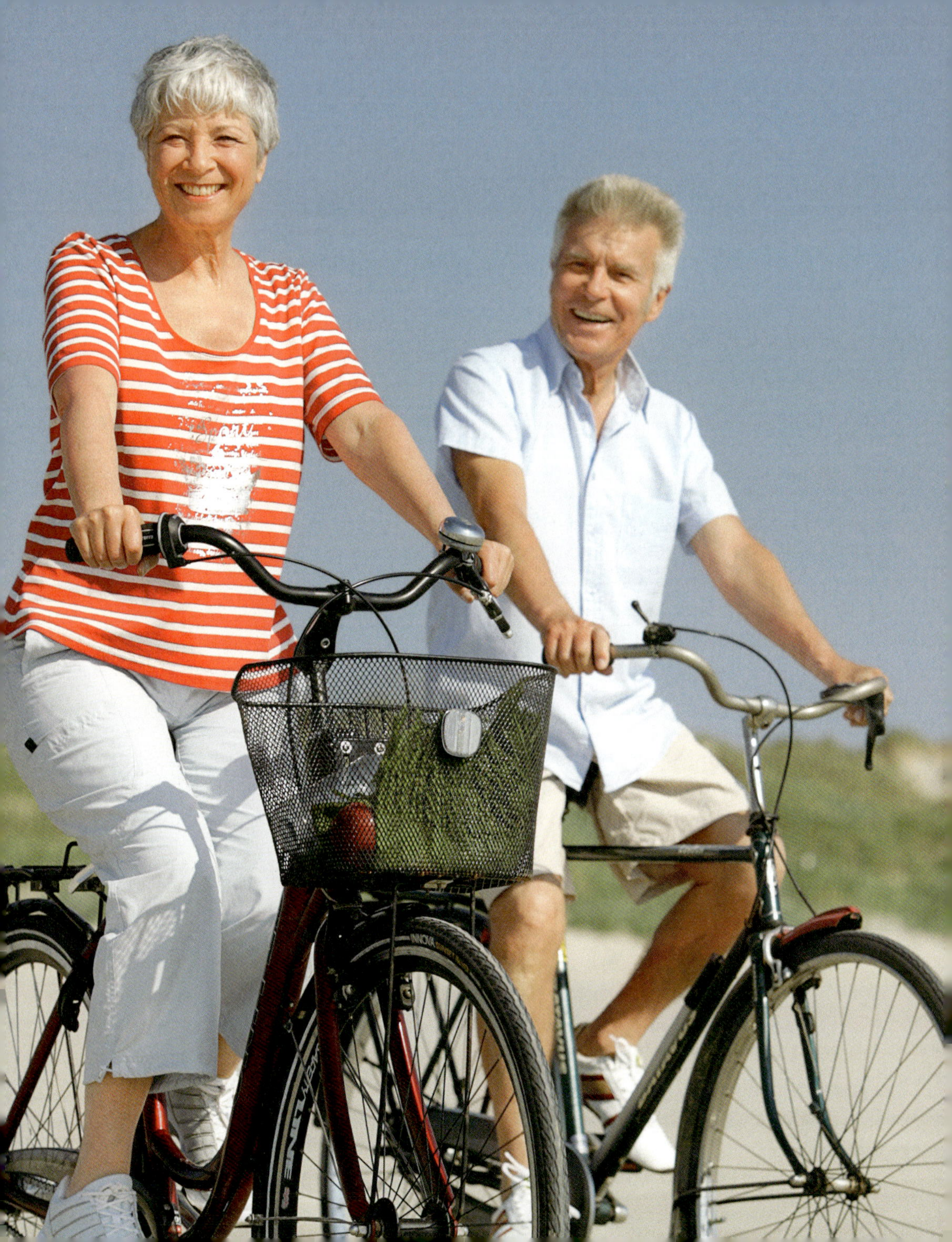

BASISTRAININGSPLÄNE

DIE SPORTTHERAPIE BESTEHT AUS VERSCHIEDENEN BAUSTEINEN, DIE MITEINANDER KOMBINIERT AM ERFOLG VERSPRECHENDSTEN SIND.

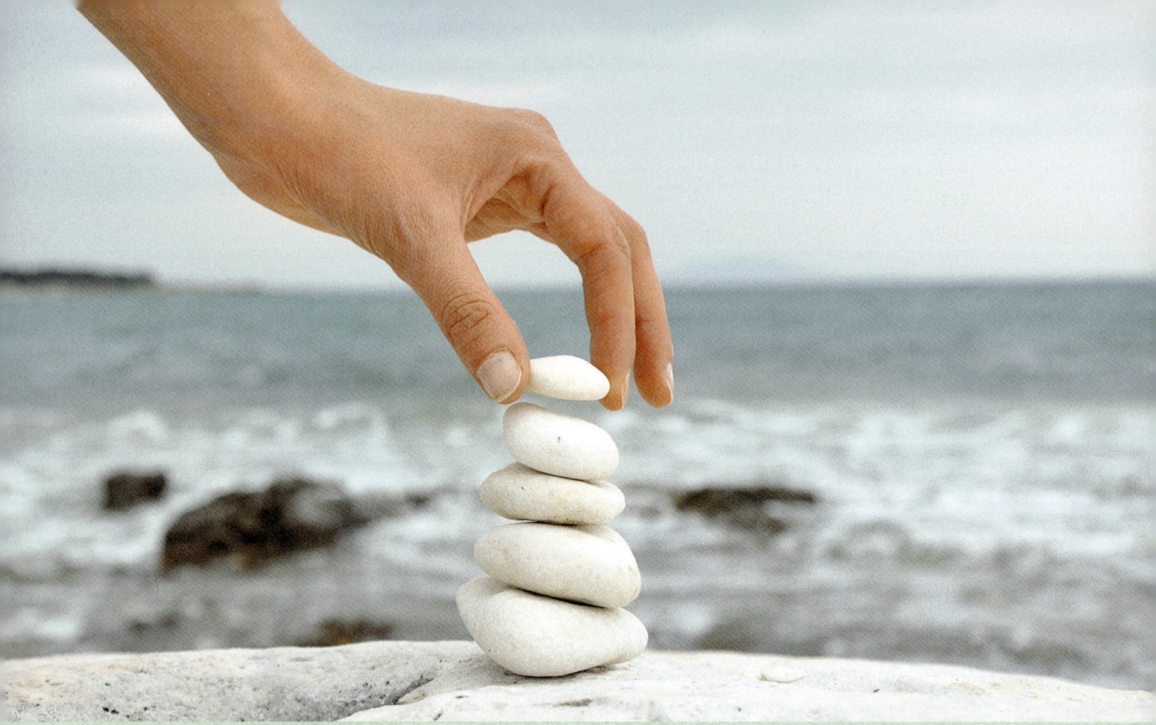

DIE KOMBINATIONSTHERAPIE IST AM EFFEKTIVSTEN!

Den größten Effekt für Krebspatienten hat eine Kombination aus Physiotherapie, Massage, Kraft-, Koordinations- und Ausdauertraining sowie Entspannungsübungen. Dabei erfüllt jede Einzelmaßnahme ihre spezielle Aufgabe. Die unterschiedlichen Defizite jedes Patienten machen eine individuelle Gewichtung der einzelnen Komponenten notwendig. Eine zentrale Stellung nimmt bei Krebspatienten das Ausdauertraining ein. Es sollte sowohl während als auch nach der Therapie durchgeführt werden, da es bei einigen Krebsarten sogar die Prognose verbessern kann. Ein Umfang an körperlicher Aktivität mit positivem Effekt wird in diesem Fall mit mehr als 18 MET (metabolic equivalent of task) pro Stunde in der Woche ermittelt. Das bedeutet: pro Woche sollte ein Fahrrad-Ergometertraining bei 75 Prozent der maximalen Belastbarkeit für insgesamt über drei Stunden durchgeführt werden. Das »Volumen« an körperlicher Aktivität wird aus Umfang und Intensität ermittelt.

Achten Sie auf Ihre Erholungszeiten!

Oftmals brauchen Krebspatienten eine längere Erholungszeit – achten Sie deshalb unbedingt darauf, das Training möglichst auf drei Einheiten pro Woche mit jeweils einem Tag Pause (Regenerationstag) zwischen den Trainingstagen zu verteilen. Dieses würde insgesamt ein Training von mindestens dreimal 30 Minuten pro Woche bedeuten, jeweils mit eingeschobenen Ruhetagen. Diese Zeiten können auch in zwei oder drei Einheiten aufgeteilt werden – beispielsweise 30 Minuten in zweimal 15 Minuten täglich. Training und Trainingsgestaltung richten sich maßgeblich nach der jeweiligen Erkrankungs- und Therapiephase. Auch die körperliche Konstitution vor der Diagnose, ebenso wie Vorlieben und sportliche Vorerfahrungen sind für die langfristige Motivation zur körperlichen Aktivität entscheidend und in die Trainingsplanung mit einzubeziehen. Das Grundlagenausdauertraining bildet hier die Basis des körperlichen Trainings, ergänzend empfehle ich zwei- bis dreimal pro Woche ein Krafttraining und je nach tumorspezifischen Nebenwirkungen eine Funktionsgymnastik wie das Schließmuskeltraining. Führen Sie die Entspannungsübungen je nach Bedarf durch. Die jeweilige Gewichtung der Trainingsinhalte orientiert sich an den tumor- und therapiebedingten Nebenwirkungen.

INFO

MET

1 MET (metabolic equivalent of task) entspricht etwa einem Energieverbrauch in Ruhe. Die folgende Tabelle zeigt an, mit welchen Aktivitäten wie viele MET-Einheiten innerhalb einer Stunde erreicht werden.

Aktivität	MET pro Stunde
Walking, niedrige Intensität	3
Zügiges Walking	5
Jogging (ca. 10 km / h)	10
Radfahren (ca. 20 km / h)	8
Fahrradergometer (50 W)	3
Fahrradergometer (100 W)	5
Schwimmen, moderat	7
Tanzen	4
Krafttraining, leicht – moderat	3

Die richtige Sporttherapie besteht aus vielen einzelnen Bausteinen, die sich positiv auf Ihren Körper auswirken:

Physio-/Trainingstherapie

- Verbesserung von spezifischen Defiziten wie Lymphstau oder Narbenkontrakturen
- Verbesserung der intramuskulären Koordination etwa bei Schließmuskelschwäche und ungewolltem Harnabgang
- Verbesserung einer Polyneuropathie
- Optimierung der Koordination

Massagen

- Lockerung von Muskelverhärtungen
- Lösen von Wassereinlagerungen
- Verbesserung der Körperwahrnehmung
- Schmerz- und Angstreduktion durch Hautkontakt und Entspannung

Ausdauertraining

- Verbesserung der allgemeinen körperlichen Belastbarkeit
- Verbesserung der Prognose
- Regulierung von Stresshormonen
- Verbesserung der Immunabwehr durch aerobes Ausdauertraining

Krafttraining

- Verbesserung der Muskelkraft
- Ausgleich von therapiebedingten muskulären Dysbalancen
- Verbesserung der Koordination und dadurch Sturzprophylaxe
- Entgegenwirken von Osteoporose durch Anpassungserscheinungen am passiven Bewegungsapparat (Knorpel, Knochen, Bänder und so weiter)

DIE PASSENDE KOMBINATIONSTHERAPIE

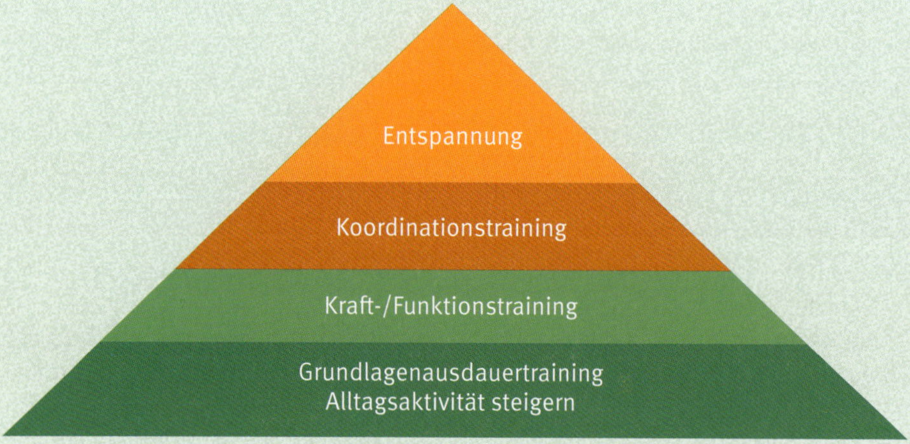

»DU BRAUCHST EIN ZIEL!«

Frau M., Anfang 50, Kellnerin einer Münchner Traditionswirtschaft sitzt aufgeregt mit den Händen gestikulierend vor mir ...

... und es sprudelt aus ihr heraus, wie gut es ihr geht und wie wichtig sie das körperliche Training während des letzten halben Jahres empfunden hat. »Wenn der Chirurg mich nicht zu Ihnen geschickt hätte, ich weiß wirklich nicht, wo ich jetzt wär'!«

Die Operation des Bauchspeicheldrüsenkrebses mit Lebermetastase war trotz der Größe des Tumors (mit Entfernung der Bauchspeicheldrüse, von Darm und Teilen des Magens) gut verlaufen und die Patientin hatte sich in der Rehabilitationsklinik schnell davon erholt. Dort hatte sie mitbekommen, dass die Ärzte immer wieder Patienten zu einem körperlichen Training ermuntert hatten.

Obwohl sie bisher unsportlich gewesen war, hatte sie das Spazierengehen intensiviert und nach der Entlassung weiterhin täglich im Stadtpark durchgeführt. Zusätzlich hatte sie sich bei mir in der Sportmedizin in München vorgestellt, um zu klären, ob sie trotz der Operation und Chemo für ein Training gesund genug sei und keine Kontraindikationen vorlägen. Die medizinische Untersuchung mit klinischer Anamnese, Labor und Herzultraschall hatte reguläre Herz-Kreislauf-Befunde gezeigt und im Belastungstest eine deutlich eingeschränkte Ausdauerleistungsfähigkeit offenbart.

Auf diesen Daten aufbauend wurde anhand der Herzfrequenzen im Belastungstest der optimale Pulswert für ein Training festgelegt und ein Programm aus eigenständigem Walken und zusätzlichem Funktionstraining in einer Physiotherapie verordnet. Das habe ihr wiederum Mut gemacht und verdeutlicht, dass sie zur eigenen Genesung selbst etwas beitragen kann. Der Wechsel aus einer passiven zu einer aktiven Patientin habe ihr auch psychisch ungemein gutgetan.

Jetzt sitzt sie da und berichtet begeistert, dass die Tumormarker »im Keller sind« und der Chirurg mehr als zufrieden, vor allem aber die Lebermetastase im Kernspin nicht mehr nachweisbar sei. Sie hatte doch so eine schlechte Prognose, aber »mir geht es besser als vor der Diagnose und ich habe mit meiner 83-jährigen Mutter erst letzte Woche die Küche gestrichen. Man braucht ein Ziel, das man verfolgen kann. Ein Ziel, was einem Hoffnung gibt, das ist das Entscheidende!«

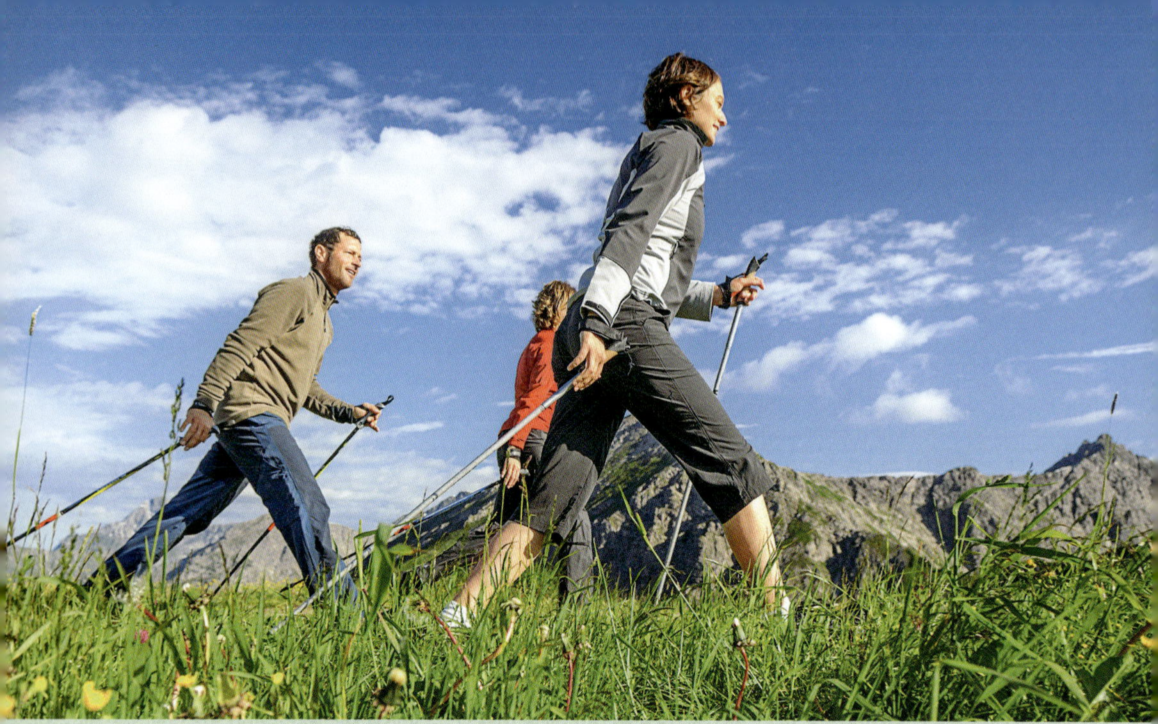

GRUNDLAGENAUSDAUERTRAINING

Für Untrainierte, die durch ihre Erkrankung geschwächt sind oder an einem chronischen Müdigkeitssyndrom leiden, stellen 60 Minuten Training oft eine zu große Belastung dar.

Wie starten mit dem Ausdauertraining?

Sie sollten in kleinen Schritten beginnen, die entsprechend langsam und bedacht gesteigert werden. Zunächst wird nur der Umfang gesteigert, später die Intensität schrittweise erhöht. Zunächst werden dabei kurze Intervalle mit höherer Intensität eingestreut, beispielsweise 30 bis 50 Meter langsames Trippellaufen, auch »Tripp-Trab-Laufen« genannt. Eine Trainingseinheit von 30 Minuten kann auch auf mehrere Einheiten über den Tag verteilt werden (zweimal 15 oder dreimal 10 Minuten). Belastungsintensitäten sollten den aeroben Bereich, also 50 bis 70 Prozent der maximalen Belastbarkeit, nicht überschreiten. Die obere Herzfrequenz oder ein Herzfrequenzbereich sollte ebenfalls festgelegt werden (▸ **siehe Seite 58**). Als Grundkonzept können Sie diese Einheiten ungefähr um eine Minute pro Woche im Umfang steigern, sodass nach zwei bis drei Monaten der Umfang von drei Einheiten à 45 bis 60 Minuten pro Woche umgesetzt werden kann. Beim Ergometertraining ist die Intensität gut über die Wattzahl steuerbar: Beim Walken beispielsweise sollte der Puls mittels Herzfrequenzmesser oder manueller Messung regelmäßig überprüft werden. Die Erhöhung der Alltagsaktivität und Intensivierung des Grundlagenausdauertrainings bilden die Basis Ihres Trainingsprogramms.

Gerade bei Neuaufnahme eines körperlichen Trainings oder nach längerer Trainingspause dürfen Sie sich nicht überfordern. Lassen Sie das Training regelmäßig kritisch überprüfen und gegebenenfalls auf die aktuelle Tagesform anpassen. Grundsätzlich wird bei einer Krebserkrankung zunächst im aeroben Bereich trainiert, das heißt, dass während der Belastung genügend Sauerstoff aufgenommen wird, um die Aktivität über einen langen Zeitraum durchzuführen. Als Orientierungshilfe dient: Solange Sie in der Lage sind, sich während der Belastung zu unterhalten, befinden Sie sich im grünen, nämlich im aeroben Bereich.

Übungen zur Verbesserung der Ausdauer

Walken

Der Klassiker, der so gut wie überall und jederzeit ohne viel Aufwand durchführbar ist. Zügiges Gehen oder Walken ist nach wie vor die natürlichste Form der Fortbewegung und kann bereits während laufender Therapieformen durchgeführt werden. Dabei wird der gesamte Körper beansprucht, ohne dass es zu einer übermäßigen oder einseitigen Gelenkbelastung kommt. Je nach Trainingszustand können Sie mit einem kurzen Spaziergang an mehreren Tagen in der Woche beginnen. Ideal sind 5 bis 7 Einheiten pro

WICHTIG

ZIELE

Schon Gesunde profitieren von einem Ausdauertraining – was kann es für Krebspatienten bewirken?

- Verbesserung der Fitness und der allgemeinen Leistungsfähigkeit
- Gewichtsregulation
- Erleichtern der Bewältigung von Alltagsaktivitäten
- Steigerung der Lebensqualität
- Verbesserung des Müdigkeitssyndroms (Fatigue-Syndrom)

Woche à 5 bis 10 Minuten. Das Tempo sowie der Umfang der Trainingseinheiten werden langsam angepasst und kontinuierlich gesteigert. Das »Idealtempo« wäre, wenn Sie mäßig ins Schwitzen kommen, sich aber noch gut unterhalten können.

DER RICHTIGE GANG

Der Körper ist aufrecht. Der Bauchnabel wird zur Wirbelsäule gezogen und das Brustbein angehoben. In der Fortbewegung rollt der Fuß von der Ferse über die Großzehe ab. Die Arme schwingen locker gegengleich zu den Beinen mit.

Nordic Walking

Neben dem klassischen Walken bietet das Nordic Walking die Möglichkeit, durch aktiven Stockeinsatz den Oberkörper stärker als beim Walken mit einzubeziehen. Sinnvoll ist dies insbesondere zur Kräftigung im Schulter-Arm-Bereich und bei muskulären Dysbalancen, etwa nach einer Brustkrebsoperation. Desweiteren unterstützt ein aktiver Stockeinsatz die aufrechte Körperhaltung und kräftigt dadurch die Rumpfmuskulatur. Bei Lymphödemen in den oberen Extremitäten ist es wichtig, einen weichen und vor allem dynamischen Stockeinsatz (Gummistopper an den Stockenden auf hartem Asphalt verwenden!) einzusetzen, bei dem sich die Hand kontinuierlich öffnet und wieder schließt. Auch die richtige Länge der Stöcke ist Grundvoraussetzung für die korrekte Technik. Sind noch Probleme in der Arm- oder Brustregion vorhanden, sollte lieber ohne Stöcke gelaufen werden.

TIPP

VARIATION

Zur weiteren Steigerung der Intensität und für den Übergang vom Walken zum Joggen bietet sich der sogenannte »Tripp-Trab-Lauf« an. Die Schritte werden kleiner und schneller. Die Gesamtgeschwindigkeit reduziert sich, wobei die Aktivität des Herz-Kreislauf-Systems ansteigt. Ein Wechsel aus Walking und »Tripp-Trab-Lauf« eignet sich besonders gut.

Radfahren

Unter Berücksichtigung einiger Besonderheiten ist auch das Fahrrad ein geeignetes Trainingsgerät zur Verbesserung der Ausdauerleistung. Als Einsteiger sollten Sie hier kurze und flache Strecken, idealerweise als Radwege gekennzeichnete, wählen. Das Fahrrad sollte ergonomisch auf den Körper angepasst sein, das heißt, Sattel- und Lenkerhöhe passend zur Körpergröße, um unphysiologische Gelenkbelastungen zu vermeiden. Ein Nachteil des Fahrradfahrens ist, dass nur die unteren Extremitäten trainiert werden und der Oberkörper relativ passiv

bleibt. Je nach Trainingsziel, beispielsweise »Verbesserung der Armkraft«, ist diese Gewichtung für die optimale Trainingsgestaltung zu berücksichtigen.
Einschränkungen bestehen nach einer Prostatakrebserkrankung im Bereich des Gesäßes (nach Bestrahlung). Insbesondere bei Nebenwirkungen wie der Harninkontinenz und der erektilen Dysfunktion sollten Sie einen Fahrradsattel mit guter Polsterung oder entsprechender Aussparung benutzen, um eine weitere Verschlechterung der Durchblutung und damit der Symptomatik zu verhindern.

Schwimmen

Nach vollständiger Abheilung von Operationsnarben und Abschluss einer Strahlentherapie sind Bewegungen im Wasser gut machbar. Die Wahl des Schwimmstils ist abhängig von therapiebedingten Einschränkungen (OP-Narben, Port, Stoma), beispielsweise im Schulter-Arm-Bereich nach einer Brustkrebsoperation. Wichtig ist, dass Sie den für Sie geeigneten Schwimmstil auswählen. Sollten Sie das Schwimmen nicht sicher beherrschen, bietet die Wassergymnastik eine gute und sichere Alternative.

Wassergymnastik / Aquajogging

Besonders bei Übergewicht, Gelenksbeschwerden oder einem Lymphödem ist jede Bewegungsform im Wasser zu empfehlen, egal ob Schwimmen oder Wassergymnastik. Der Auftrieb des Wassers sorgt für ein Gefühl der Schwerelosigkeit und erleichtert Bewegungen die an Land wesentlich anstrengender sind. So kann Aquajogging eine gute und schmerzfreie Alternative zum klassischen Walken darstellen. Auch beim Joggen im Wasser wird der ganze Körper sowie die Förderung des lymphatischen Abflusses durch den hydrostatischen Druck des Wassers aktiviert – ein Vorteil insbesondere bei der Neigung zu Lymphödemen in den oberen oder auch unteren Extremitäten. Auch mit einem künstlichen Darmausgang (Stoma) ist ein Schwimmbadbesuch möglich. In diesem Fall nutzt man eine Verschlusskappe. Voraussetzung ist, dass Sie mit der Handhabung des Stomas gut vertraut sind und sich sicher fühlen.

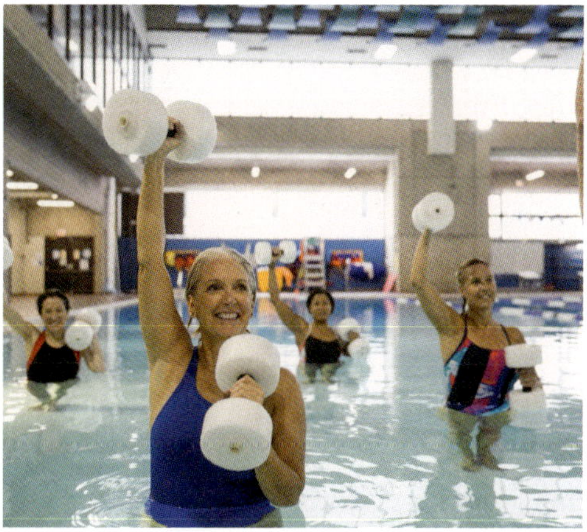

Wassergymnastik – vor allem bei Übergewicht oder Gelenksbeschwerden zu empfehlen.

Wandern

Neben dem Walking, das überwiegend in ebenem Gelände stattfindet, bieten sich kleine Wanderungen zur Verbesserung der Ausdauerleistungsfähigkeit an. Wichtig sind angemessenes Schuhwerk und – bei einer Neigung zum Lymphödem – ein Rucksack mit Schlaufe, um die Arme entlasten zu können. Zur Unterstützung und Aktivierung der oberen Extremitäten können Wanderstöcke das Gangbild stabilisieren und Stürzen vorbeugen.

Langlauf

Ähnlich wie das Nordic Walking bietet der klassische Langlauf eine gelenkschonende Alternative für verschneite Wintertage. Durch das Gleiten der Ski wird eine Stoßbelastung vermieden und mit etwas Übung ein harmonischer Bewegungsablauf ausgeführt. Langlauf (klassisch) im Gehtempo ist daher auch für Einsteiger ein ideales Ausdauertraining. Brustkrebspatientinnen sollten beim Langlauf den Stockeinsatz in seiner Intensität auf der betroffenen Seite langsam und mit Vorsicht steigern, um ein mögliches Lymphödem nicht zu verschlimmern. Als Einsteiger sollten Sie möglichst ebene Strecken wählen, um Stürze zu vermeiden.

Crosstrainer / Stepper

Sollten Sie zu Hause oder in Ihrem Fitnessstudio die Möglichkeit zur Nutzung eines Crosstrainers haben, ist dieses Training zur Verbesserung der Ausdauer sehr zu empfehlen. Sie können an diesen Geräten die Belastung zur Aktivierung der oberen und unteren Extremitäten individuell einstellen und anpassen. Neben der Verbesserung der Ausdauer können Sie zusätzlich Ihre Kraft trainieren, einfach indem Sie den Widerstand erhöhen – bitte jedoch erst, wenn Sie und Ihr Körper mit der neuen Bewegung ausreichend vertraut sind und Sie sich eingewöhnt haben.

INFO

MUSKELKATER

Eine Trainingsbelastung, die zu Muskelkater führt, kann anfangs auch auftreten. Entgegen der weit verbreiteten Annahme, dass Muskelkater eine Übersäuerung des Muskels darstellt, hat sich mittlerweile durchgesetzt, dass ein Muskelkater die Folge kleiner Muskelfaserrisse ist. Auch solche winzigen Verletzungen im Muskel müssen ausheilen und brauchen entsprechend ein bis zwei Tage Schonung. Daher ist die beste Methode, einen Muskelkater zu vermeiden, wenn Sie sich langsam an neue Bewegungsmuster und Intensitäten gewöhnen und eine Überbeanspruchung vermeiden.

Aerobic / Gymnastik / Tanz

Trendsportarten wie Zumba, Steptanz, Aerobic oder andere Kurse mit tänzerischen Elementen, wie sie häufig in Fitnessstudios angeboten werden, sind in der Regel durchführbar. Mit einem Pulsgurt können Sie auch während des Kurses ihre Herzfrequenz kontinuierlich überprüfen und eventuell Pausen einlegen, um sich nicht zu überlasten. Dynamischere Tänze mit akrobatischen Figuren sind auf ihre Durchführbarkeit individuell abzuklären. Bewegungsformen mit hohen Stoßbelastungen (Sprüngen) können bei Problematiken wie Harninkontinenz einen ungewollten Harnabgang begünstigen und sollten daher im Zweifel vermieden werden. Auch ruckartige Richtungswechsel mit Partnerkontakt sollten nur in abgeschwächter, ruhigerer Form und vorheriger Absprache durchgeführt werden.

Wassersportarten

Besonders Rudern und Paddeln, egal ob alleine oder in der Mannschaft, ist zum Training der Ausdauerleistungsfähigkeit gut geeignet. Gerade wenn die Muskulatur im Oberkörper operationsbedingt geschwächt ist oder muskuläre Dysbalancen bestehen, kann durch diese Bewegungsformen der Muskel gezielt wieder aufgebaut werden. Allerdings steht auch hier der Aspekt der Freude an der Bewegung im Vordergrund, nicht der Leistungsgedanke, der körperliche Überlastung zur Folge haben kann. Auch sollten Sie keine ruckartigen oder reißenden Bewegungen ausführen. Wenn direkt im Anschluss an das Ausdauertraining noch ein Krafttraining durchgeführt wird, bietet sich eine Kombination aus Bewegungsformen an, die sowohl die unteren als auch die oberen Extremitäten im Wechsel aktivieren. Dadurch ist der gesamte Körper aufgewärmt und auf das anschließende Training gut vorbereitet.

WICHTIG

RÜCKSCHLAGSPORTARTEN

Sollten Sie vor der Erkrankung Rückschlagsportarten wie Tischtennis oder Tennis ausgeübt haben, können sie auch während und nach einer Krebserkrankunge weiter betrieben werden. Allerdings müssen ein verändertes Körperbild und eventuelle therapiebedingte Einschränkungen berücksichtigt werden. Zu ruckartige, reißende Bewegungen, wie beispielsweise beim Tennisaufschlag, sind bei Patientinnen mit Bruskrebs oder Portträgern problematisch. Daher sollten diese Sportarten nur nach Rücksprache mit einem Sport- oder Physiotherapeuten erfolgen, der dann eine entsprechend angepasste Form der Bewegungen anleitet.

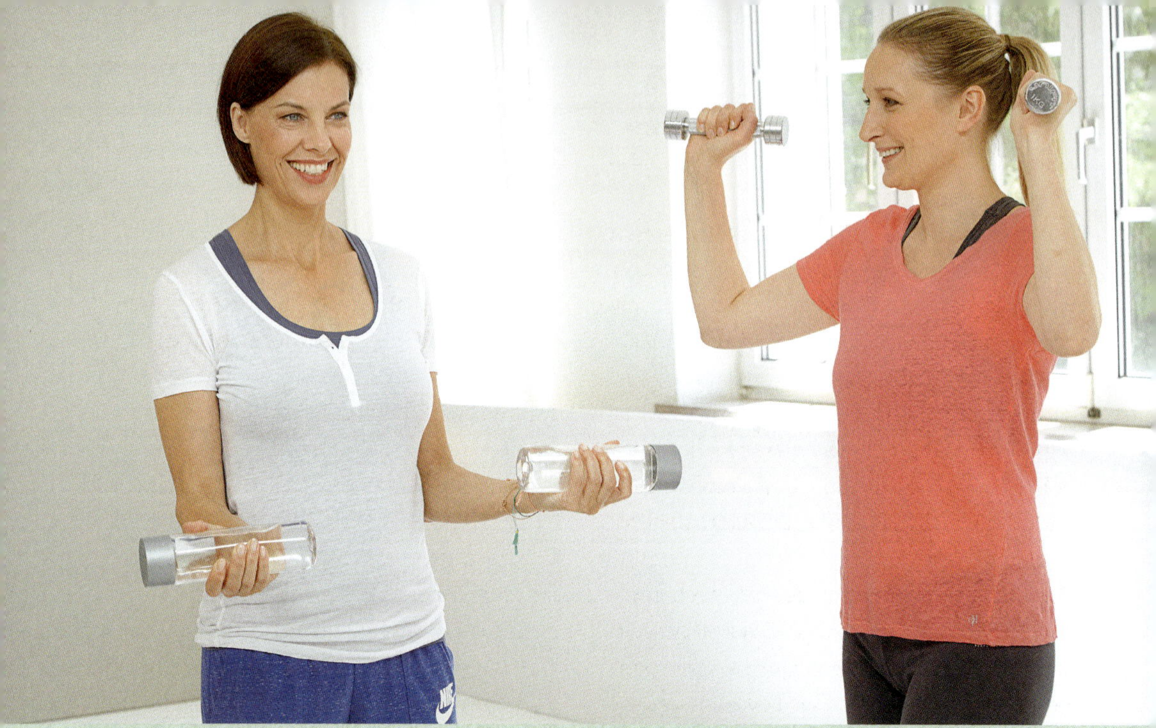

KRAFTTRAINING MIT UND OHNE HILFSMITTEL

Mit Krafttraining stärken Sie Ihre Muskeln. Deshalb sollten Sie es auch in das ganzheitliche Training integrieren. Das Krafttraining selbst sollten Sie als »anstrengend« empfinden (Borg: 14 ▸ **siehe Skala Seite 67**). Optimal wäre es, wenn Sie zwei- bis dreimal pro Woche jeweils 5 bis 10 Übungen in 2 eventuell auch 3 Sätzen (Satz: Ausführung einer Übung mit mehreren Wiederholungen) schaffen. Die Wiederholungszahlen der jeweiligen Übung können individuell natürlich sehr unterschiedlich ausfallen. Ziel sollten mindestens 10 bis 15 Wiederholungen sein – gegebenenfalls mit einer kleinen Pause. Erhöhen Sie erst den Schwierigkeitsgrad, wenn Sie bei 20 Wiederholungen angelangt sind. Das Krafttraining kann ganz klassisch an den Geräten erfolgen oder mit Hilsfmitteln wie zum Beispiel Therabändern, Hanteln oder Pilatesbällen.

In beiden Fällen sollten Sie dabei unbedingt Folgendes beachten:

- Hohe Wiederholungszahlen mit geringem Krafteinsatz (Kraftausdauertraining) sind von Vorteil.
- Die großen Muskelgruppen müssen Sie beim Training stets vor den kleinen Muskelgruppen in Angriff nehmen.
- Bei allen Übungen sollte natürlich eine Pressatmung (verschlossene Atemwege im Kehlkopf und kurze Ausatmung) vermieden werden.

Achten Sie vor allem immer auf Ihren Körper. Je nach Ihrem Therapiezustand und im Falle von Begleiterkrankungen sind Sie körperlich eingeschränkt. Das bedeutet auch, dass Sie nicht unbedingt jede Übung so beginnen oder ausführen können wie klassich üblich. Berücksichtigen Sie das auf jeden Fall bei Ihrer Trainingsplanung.

Auf den nachfolgenden Seiten finden Sie verschiedene Übungen mit variablen Schweregraden. Beginnen Sie grundsätzlich mit der einfachsten Variante und steigern Sie sich dann langsam nach mehrmaligem Training im Umfang und anschließend erst in der Intensität. Je nach individuellem Krankheitsstatus ist es Ihnen wahrscheinlich auch nicht möglich, jede Übung durchzuführen. Sollte eine Übung für Sie unangenehm sein oder sogar Schmerzen verursachen, brechen Sie umgehend ab und halten Sie Rücksprache mit Ihrem behandelnden Arzt beziehungsweise Physiotherapeuten.

Training an geführten Kraftgeräten

Übungen an geführten Kraftgeräten haben den Vorteil, dass Ausweichbewegungen vermieden und gezielt bestimmte Muskelgruppen angesprochen werden. Auch lässt sich die Kraftbelastung exakt definieren, dosieren und anpassen. Sie können also ganz gezielt trainieren und Defizite ausgleichen. Diese Übungen sollten allerdings nur unter fachkundiger Anleitung eines Sport- oder aber Physiotherapeuten und in den entsprechenden Einrichtungen erfolgen, deshalb ist es sinnvoll, wenn Sie sich vor Ort danach erkundigen.

WICHTIG

WESENTLICHE ZIELE …

… des Krafttrainings sind:

- Verbesserung und Erhalt der Muskelkraft
- Entgegenwirken der therapiebedingten Osteoporose
- Aufbau von Muskelmasse und Reduktion des Körperfettanteils
- Prävention von Stürzen (Sturzprophylaxe)
- Vermeidung einer Tumorkachexie
- Stärkung des Selbstbewusstseins und der Körperwahrnehmung

Kraftübungen mit dem eigenen Körpergewicht

Übungen mit dem eigenen Körpergewicht können Sie praktisch überall und oft ohne Hilfsmittel durchführen.

KRÄFTIGUNG DER SCHRÄGEN BAUCHMUSKULATUR

- Legen Sie sich auf den Rücken und strecken Sie sich aus. Stellen Sie das linke Bein auf.
- Winkeln Sie das andere Bein im Kniegelenk an, sodass es auf dem aufgestellten Bein liegt. Der Hinterkopf ruht entspannt in Ihren Händen.
- Atmen Sie aus und ziehen Sie sich dabei langsam diagonal mit dem linken Ellenbogen zum rechten Knie hoch. 1

VARIANTE FÜR FORTGESCHRITTENE

Strecken Sie das Bein zu der Seite, zu der Sie sich gerade hochziehen, nach oben aus, um die Intensität des Bauchmuskeltrainings zu erhöhen.

Wichtig: Schauen Sie während der Übung zur Decke. Zwischen Ihrem Kinn und dem Brustbein sollte immer eine Faust passen, um eine ungünstige Belastung der Halswirbelsäule zu vermeiden. Ihr Kopf liegt in Ihren gefalteten Händen, die Nackenmuskulatur bleibt dabei entspannt.

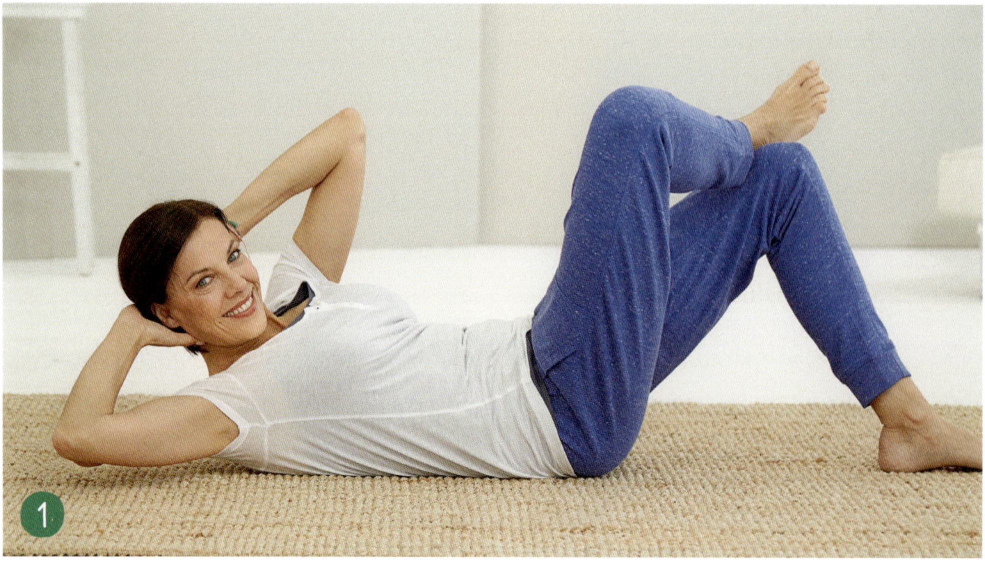
1

KRÄFTIGUNG DER GERADEN BAUCHMUSKULATUR

- Legen Sie sich auf den Rücken.
- Ziehen Sie den Bauchnabel nach innen.
- Drücken Sie die Lendenwirbelsäule aktiv in die Matte, um eine gute Grundspannung aufzubauen.
- Strecken Sie beide Beine nach oben und »fahren Sie Fahrrad«. Treten Sie im Wechsel auch mal rückwärts. 2

  Legen Sie regelmäßig Pausen ein, bevor die Grundspannung im Lendenbereich nachlässt und Sie ins Hohlkreuz kippen. Ein Hohlkreuz sollte vermieden werden!

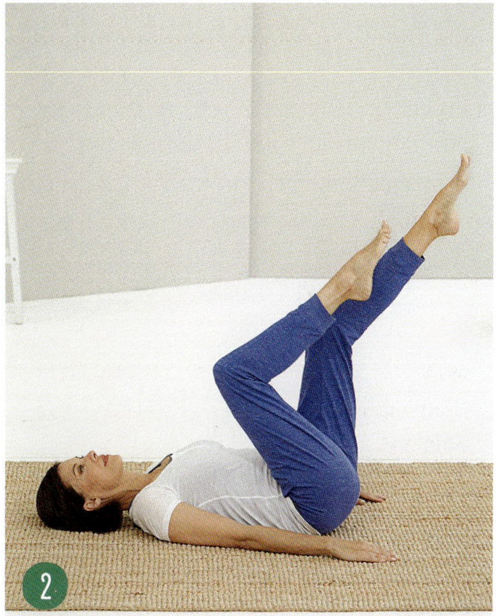

VARIANTE 1 FÜR FORTGESCHRITTENE

Strecken Sie die Beine zur Decke aus, so weit es Ihnen möglich ist. Versuchen Sie anschließend, sich mit den Fingerspitzen in Richtung Zehenspitzen über das Knie hinaus langzuziehen. 3

Fällt es Ihnen schwer, den Nacken locker zu lassen, bleiben Sie mit dem Oberkörper liegen. Versuchen Sie, durch Aufrollen des Beckens der Decke ein kleines Stück näher zu kommen. Sie können dabei die Beine auch anwinkeln oder überkreuzen.

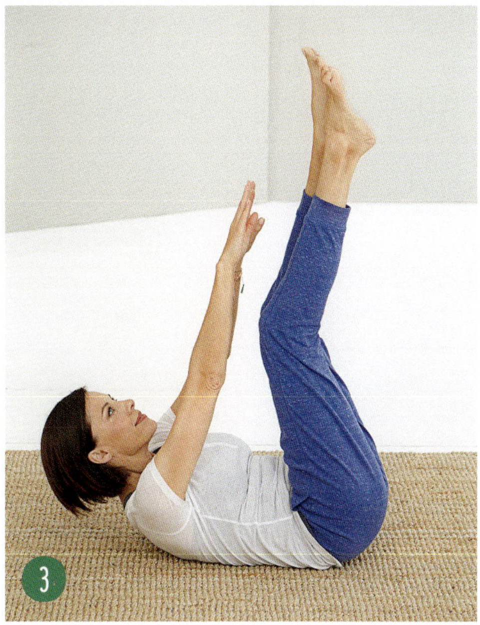

VARIANTE 2 FÜR FORTGESCHRITTENE

Sie können diese Übung auch diagonal ausführen, also linke Hand zum rechten Fuß ziehen, danach rechte Hand zum linken Fuß ziehen, während Sie das andere Bein in Richtung Boden absenken.

KRÄFTIGUNG DER SEITLICHEN RUMPF-MUSKULATUR

- Legen Sie sich auf die Seite und winkeln Sie die Beine an. Stützen Sie sich auf den unteren Ellenbogen auf.
- Heben Sie langsam das Becken und achten Sie darauf, dass Ihr Körper vom Knie bis zur Schulter eine gerade Linie bildet. 1
- Anschließend senken Sie das Becken wieder, legen es aber nicht vollständig ab.

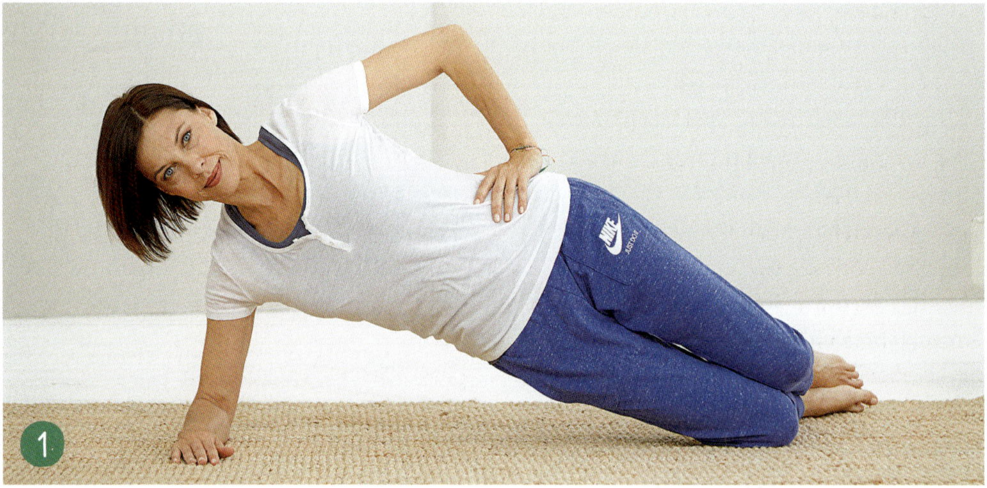

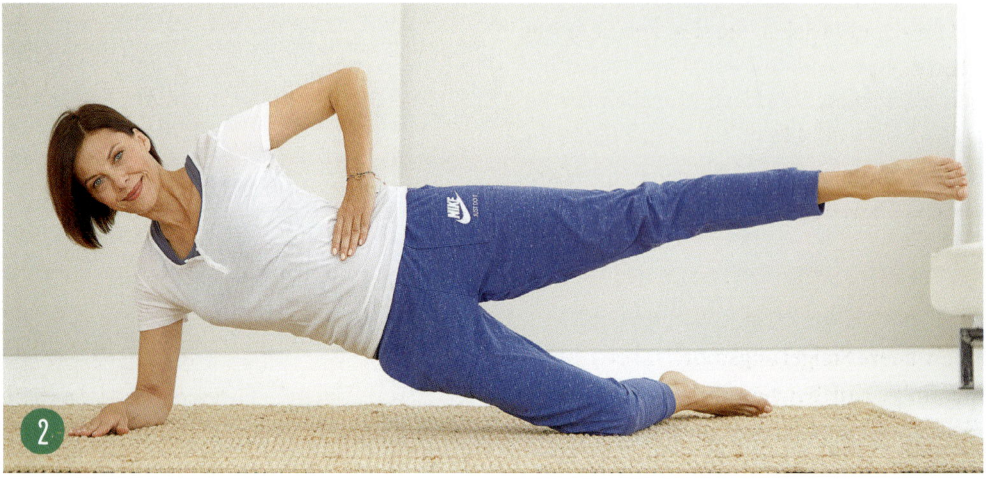

VARIANTE 1 FÜR FORTGESCHRITTENE

Strecken Sie das obere Bein lang aus und versuchen Sie, den Seitstütz stabil zu halten, während Sie die Übung ausführen. 2

VARIANTE 2 FÜR FORTGESCHRITTENE

Sie halten den Seitstütz und heben und senken das obere gestreckte Bein.

KRÄFTIGUNG DER OBERSCHENKEL-, GESÄSS- UND RÜCKENMUSKULATUR

- Sie stehen, die Füße hüftbreit geöffnet, und senken langsam das Gesäß ab, bis Sie im Kniegelenk annähernd einen 90-Grad-Winkel erreicht haben.
- Achten Sie unbedingt darauf, dass Ihr Rücken gerade bleibt und Sie während der gesamten Übung Ihre Zehenspitzen sehen können. 3
- Strecken Sie anschließend die Beine wieder – ohne sie vollständig durchzudrücken – und begeben Sie sich erneut in die Kniebeuge.

VARIANTE 1 FÜR FORTGESCHRITTENE

Halten Sie die tiefe Position etwa 3–5 Sekunden lang, bevor Sie dann wieder nach oben kommen.

VARIANTE 2 FÜR FORTGESCHRITTENE

Eine weitere Steigerungsmöglichkeit bieten einbeinige Kniebeugen. Dazu sollten Sie auf alle Fälle sicher stehen – gegebenenfalls können Sie sich an einem Geländer festhalten. Es ist außerdem möglich, das inaktive Bein auf einer Stufe oder einem Hocker abzustellen, so dass Sie hier ebenfalls stabilsiert werden, während Sie das arbeitende Bein beugen und strecken.

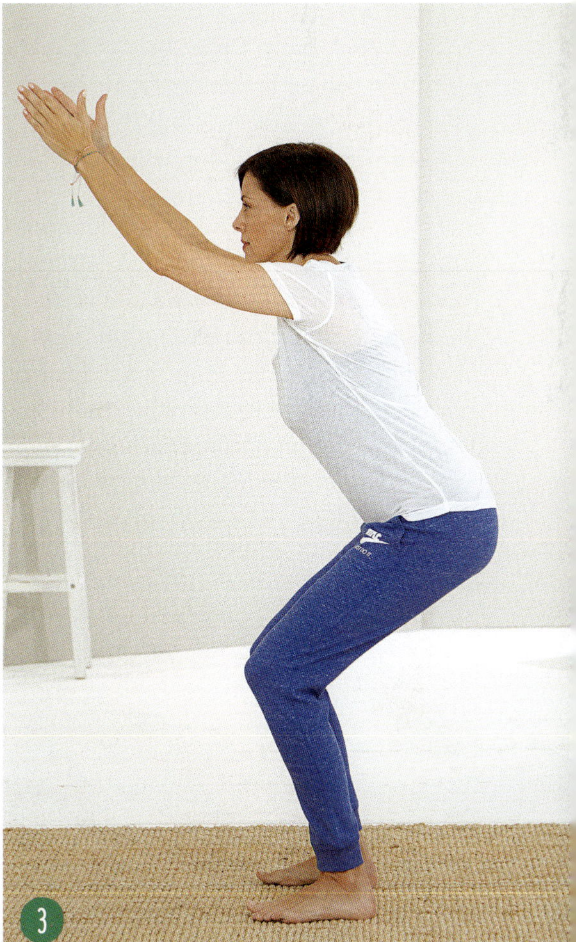

3

KRÄFTIGUNG DER ARM- UND BRUST-MUSKULATUR

- Gehen Sie in den Vierfüßlerstand, die Hände befinden sich unter den Schultern, die Arme sind leicht gebeugt. (1)
- Spannen Sie den Oberkörper an, dann langsam Ellbogen beugen, Nase Richtung Boden bewegen. (2)
- Kurz bevor Sie den Boden berühren, drücken Sie sich nach oben, bevor Sie die Ellenbogen durchstrecken, sinken Sie wieder hinab. Oberkörper und -schenkel bilden eine Gerade.

VARIANTE FÜR FORTGESCHRITTENE

Strecken Sie die Beine lang aus und versuchen Sie die Liegestütze mit langem Hebel, also mit ausgestreckten Beinen, durchzuführen. Gegebenenfalls beginnen Sie mit einer leichten Schräge und nähern sich langsam dem Boden an, um die Übung sanft auszuführen.

Übungen mit Kleingeräten

Auch mit kleinen Hilfsmitteln wie Hanteln beziehungsweise kleinen Flaschen, Bällen und elastischen Bändern, auch Therabänder genannt, lässt sich ohne großen Aufwand trainieren.
Diese Hilfsmittel sind ideal zum leichten Einstieg und zur Eingewöhnung der Muskulatur. Die Therabänder gibt es in unterschiedlichen Stärken, also Elastizitäten. Dadurch können Sie Ihr Training individuell anpassen und steigern sowie eine Über- oder Unterforderung der jeweiligen Muskelgruppe verhindern. So sollten Sie beispielsweise das Training der Beinmuskulatur mit weniger elastischen Bändern durchführen, das Training der Armmuskulatur allerdings mit stark elastischen Bändern. Für den Einstieg ins Training ist ein Band mit wenig Widerstand völlig ausreichend und sehr gut geeignet.

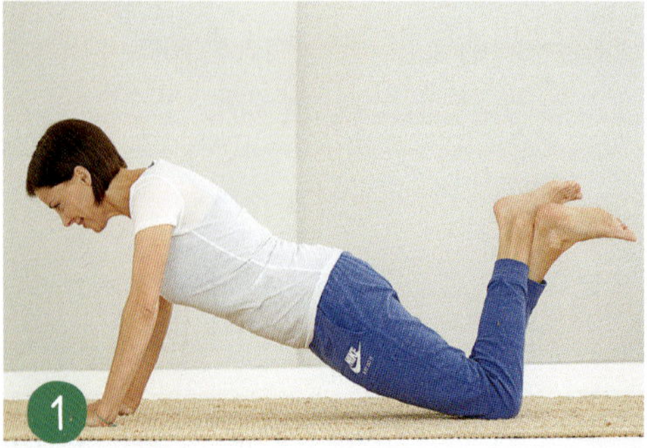

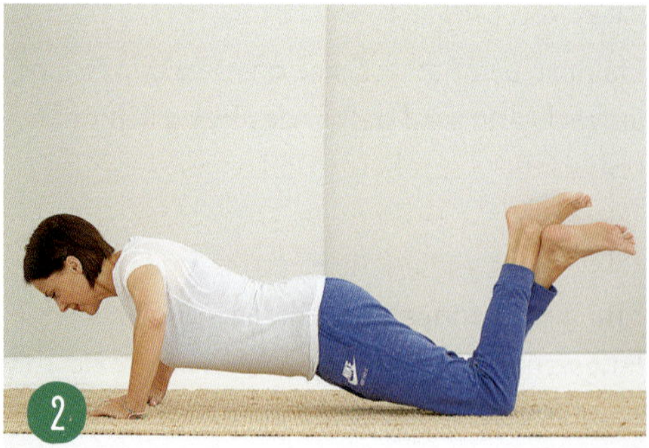

Übungen zur Kräftigung der Armmuskulatur

TRIZEPSÜBUNG MIT HANTELN, FLASCHEN ODER THERABAND

- Stellen Sie sich aufrecht hüftbreit hin und ziehen Sie dabei Ihren Bauchnabel ein. Die Knie sind während der ganzen Übung leicht gebeugt.
- Halten Sie das Band mit beiden Händen vor Ihrem Oberkörper fest – und zwar so, dass es Ihnen nicht in die Hände einschneidet. 3
- Bleiben Sie dann mit einer Hand in der Nähe des Hüftknochens und ziehen Sie mit der anderen Hand das Band sehr langsam in die Diagonale. Strecken Sie dabei den Arm nicht ganz durch und führen Sie anschließend das Band genauso langsam wieder zusammen. 4

Wichtig: Sollten Sie in der Schulter-Arm-Beweglichkeit nicht eingeschränkt sein und die Hände hinter den Rücken bringen, dann können Sie die Übung auch hinter dem Rücken durchführen.

Dazu stellen Sie sich wie oben beschrieben aufrecht hin und halten das Band hinter Ihrem Rücken mit beiden Händen korrekt fest (also so, dass es nicht einschneidet). Anschließend ziehen Sie das Theraband langsam auseinander und führen es genauso langsam wieder zusammen. Auch hier bleibt das Band während der gesamten Übung gespannt und sollte nicht durchhängen.

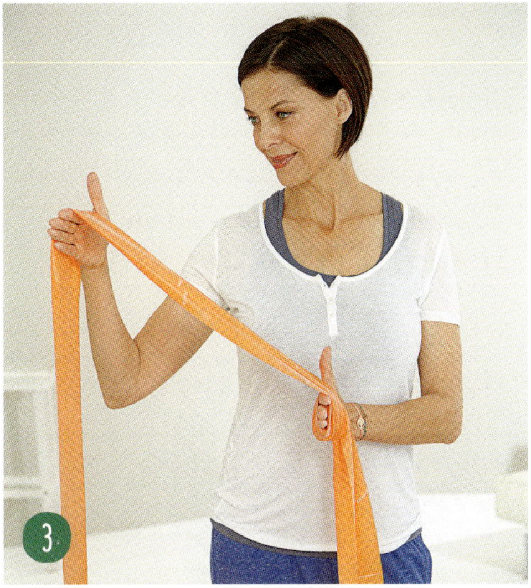
3

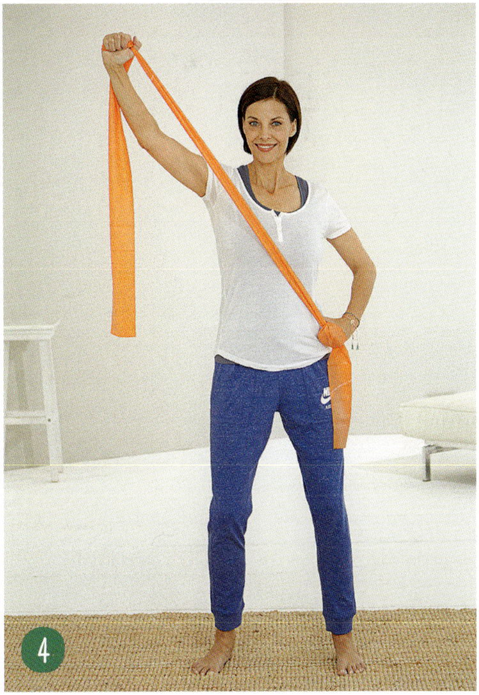
4

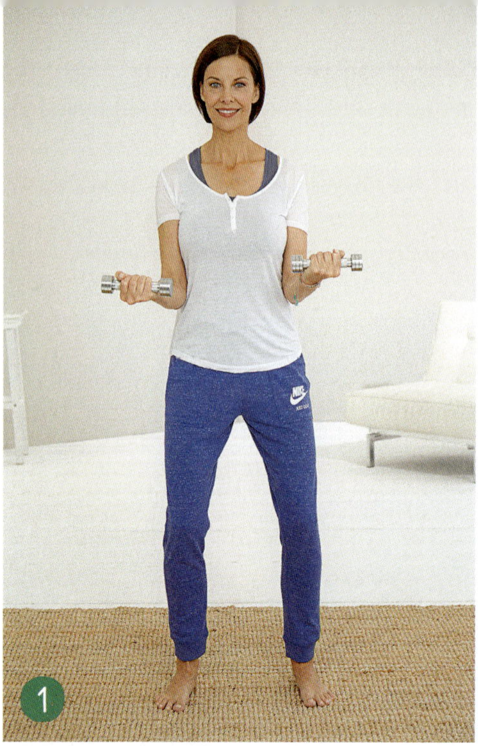

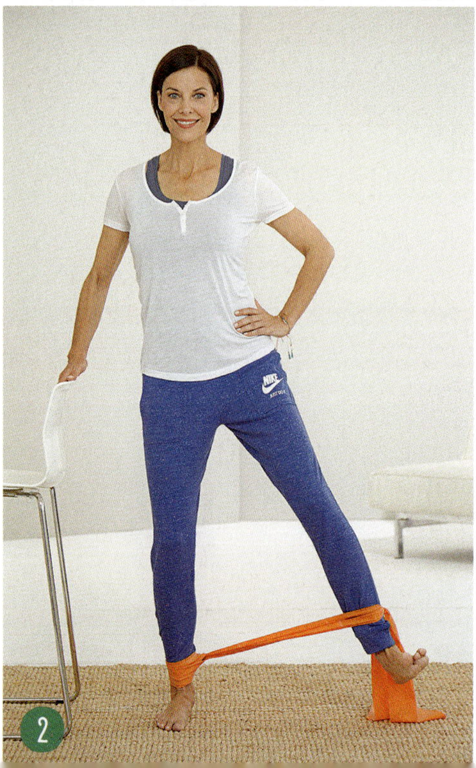

BIZEPSÜBUNG MIT HANTELN, FLASCHEN ODER THERABAND

- Sie stehen aufrecht und hüftbreit mit leicht gebeugten Knien da.
- Die Oberarme liegen am Oberkörper an, die Unterarme sind abgewinkelt und die Handinnenflächen zeigen nach oben (Untergriff).
- In beiden Händen halten Sie nun mit dem Untergriff die Gewichte fest.
- Dann führen Sie langsam die Hände gegen den Widerstand des Gewichts beziehungsweise des Bandes zu den Schultern, indem Sie die Ellenbogen beugen.
- Anschließend lösen Sie ebenso langsam die Spannung wieder, indem Sie die Arme strecken und in die Ausgangsposition zurückkehren. 1

Übungen zur Kräftigung der Bein- und Gesäßmuskulatur

»BEIN-TRAINER«

- Sie stehen aufrecht. Für das Gleichgewicht können Sie sich mit einer Hand an der Stuhlrückenlehne festhalten.
- Das Theraband ist um die Fußknöchel gebunden.
- Arbeiten Sie gegen den Widerstand des Bandes, indem Sie Ihr Bein zur Seite hin anheben und wieder absenken. 2

Wichtig: Achten Sie darauf, dass das Theraband während der gesamten Übung unter Spannung steht.

»PO-TRAINER«

- Gehen Sie in den Vierfüßlerstand.
- Das Theraband haben Sie um eine Fußsohle gespannt und halten die Enden in Ihrer Hand.
- Jetzt strecken Sie das Bein nach hinten gegen den Widerstand des Bandes und beugen es dann wieder. 3

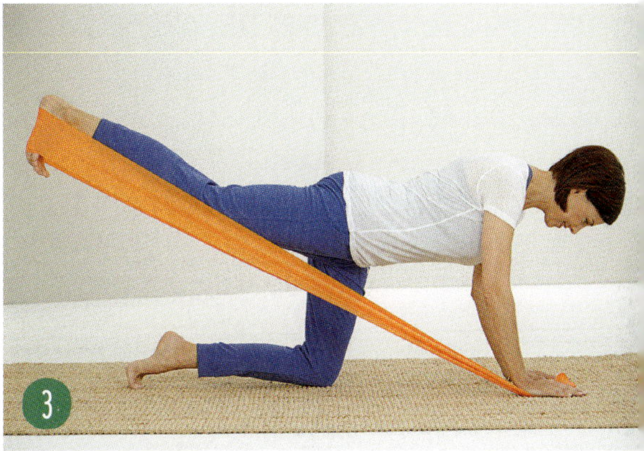

Übungen zur Kräftigung der Muskulatur des Rumpfes

»BAUCH-TRAINER«

- Sie begeben sich in die Rückenlage und stellen die Füße auf. In den Händen halten Sie die Gewichte (Hanteln / Flaschen).
- Anschließend führen Sie dynamisch Hand und Fuß diagonal zusammen – die andere Hand strecken Sie über dem Kopf aus. Falls es Ihnen möglich ist, heben Sie am besten den Kopf in Verlängerung der Wirbelsäule mit an. 4

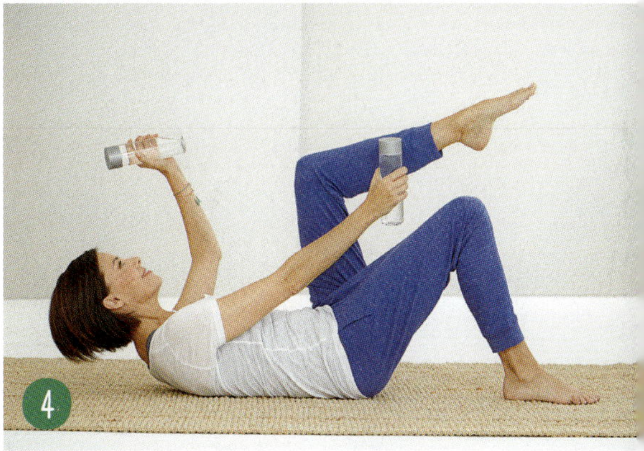

»RÜCKEN-TRAINER«

- Sie stehen, die Füße hüftbreit geöffnet, den Oberkörper vorgeneigt, sodass der Winkel Oberschenkel-Oberkörper 90 Grad beträgt.
- Strecken Sie die Hände mit den Flaschen nach vorne, in Verlängerung der Schultern, aus.
- Die Arme nur ein wenig auf- und abbewegen; die Bewegung soll aus dem Schultergelenk kommen. 5

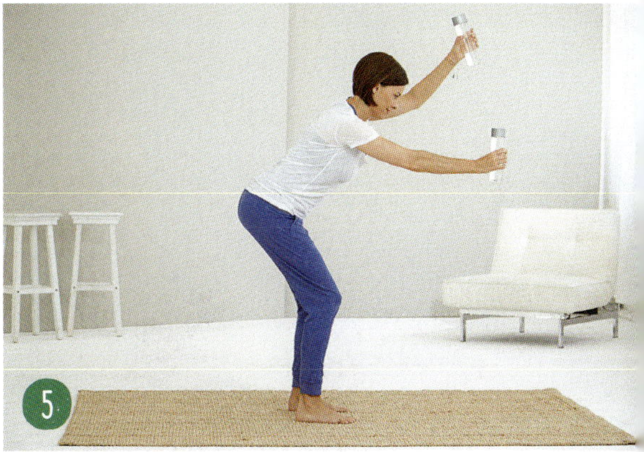

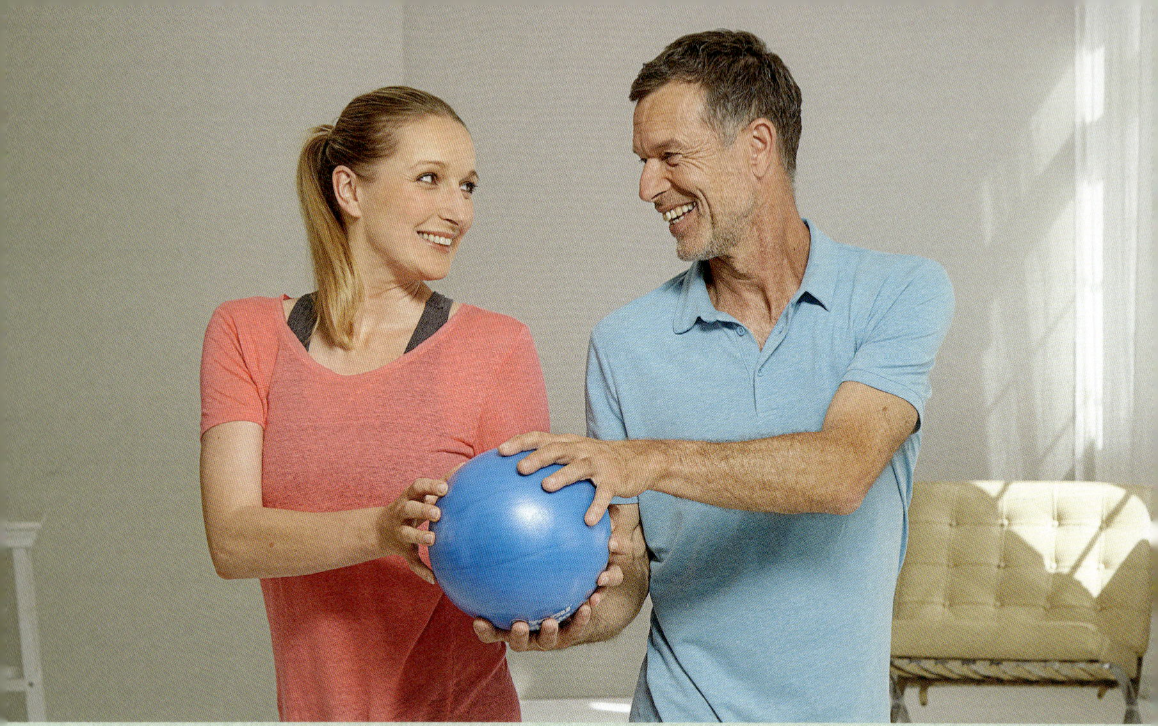

KOORDINATIONSTRAINING

Koordinationsübungen sind wichtig zur Wiederherstellung des Nerven-Muskel-Zusammenspiels und sollten gerade von Krebspatienten, die unter einer chemotherapiebedingten Nervenschädigung leiden, ergänzend durchgeführt werden. Das Koordinationstraining trägt zur Sturzprophylaxe bei, verringert also die Anzahl von Stürzen beziehungsweise verhindert sie sogar ganz. Ist das Sturzriskio erhöht durch einen therapie- oder altersbedingten Muskelschwund, dann sind Gleichgewichtsübungen und eine Gangschulung empfehlenswert. Ein gutes Gleichgewichtstraining beinhaltet sowohl statische als auch dynamische Balanceübungen. Ziel der Übungen ist es, dass Sie Ihre Hände beim Gleichgewichthalten immer weniger brauchen. Außerdem soll von einfachen Aufgaben – Gehen, Aufstehen, Treppensteigen – zu komplexen alltäglichen

Handlungen (im Supermarkt einkaufen, Rolltreppen benutzen) hingearbeitet werden. Neben dem professionell angeleiteten Training in Physiotherapiepraxen sollten Sie auch zu Hause einfache Übungen alleine durchführen. Beispielsweise das einbeinige Stehen auf unterschiedlich instabilen Untergründen (wie Kissen, Handtuch). Wichtig ist, dass Sie beim Heimtraining Übungen durchführen, die Sie problemlos und am besten zweimal täglich absolvieren können. Koordinationstraining ist eine ideale Ergänzung zum Kraft- und Ausdauertraining und zeichnet sich wie folgt aus:

- Basis für Ausdauertraining.
- Sturzprophylaxe (vor allem bei Krebserkrankungen, die eine Hormontherapie erforderlich machen).
- Gleichgewichtsverbesserungen bei Nervenschädigung.
- Steigerung der Motivation durch schnelle Erfolgserlebnisse.
- Bessere Konzentrations- und Merkfähigkeit durch kognitive Aktivierung.

Je nach Leistungsniveau kann eine Vielzahl an koordinativen Übungen ausprobiert und absolviert werden. Diese können mithilfe von Hilfsmitteln, paarweise oder alleine zu Hause durchgeführt werden. Gerade das Erlernen der Koordinationsübungen macht zu zweit mehr Spaß – und trainiert häufig auch zusätzlich die Lachmuskulatur. Üben Sie lieber häufiger (täglich) für 5 bis 10 Minuten als einmal zu lange und erschöpfend. Das Gehirn braucht Zeit und ausreichend Schlaf, um die neuen Bewegungsmuster zu erlernen und abzuspeichern. Und selbst wenn die Übungen nicht so recht gelingen, wie im Buch beschrieben – allein mit dem Versuch, neue Bewegungen auszuführen, stimulieren Sie Ihre Konzentrations- und Gedächtnisleistung.

Übungen zur Verbesserung der Koordination

FINGERKOORDINATION

- Sie halten beide Hände locker vor dem Oberköper.
- Bei einer Hand ist der Daumen zur Decke gestreckt; bei der anderen Hand ist der Daumen in der Hand »versteckt«. 1
- Nun klatschen Sie in die Hände – und der Daumen auf der anderen Seite ist zur Decke gestreckt und der ehemals gestreckte Daumen in der Hand versteckt. 2

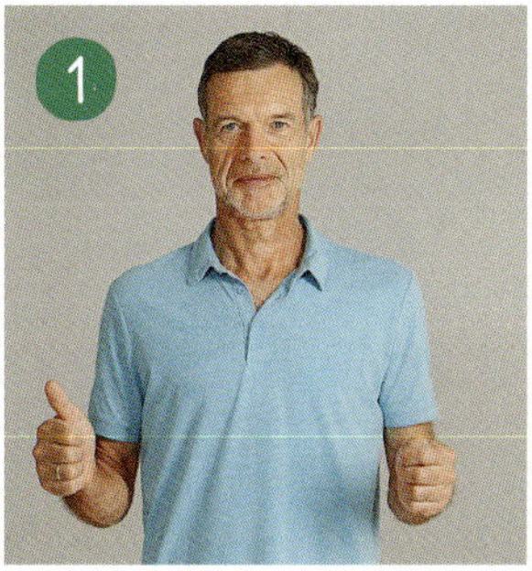

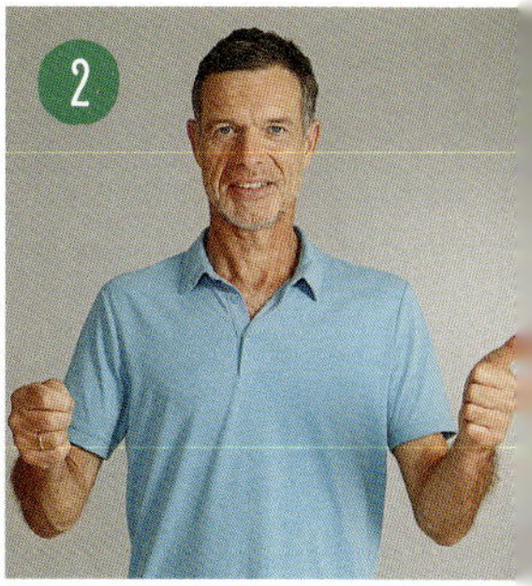

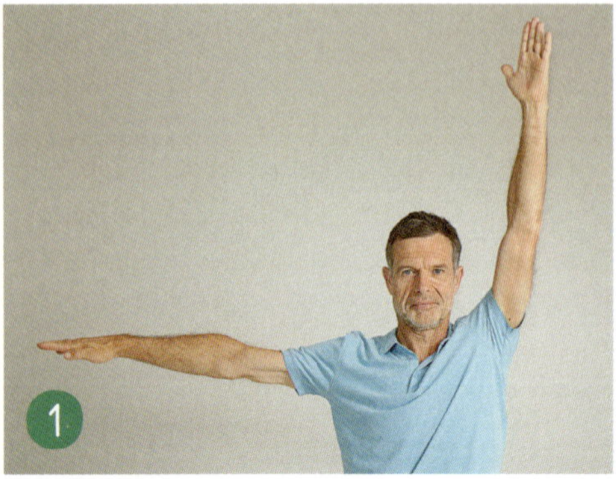

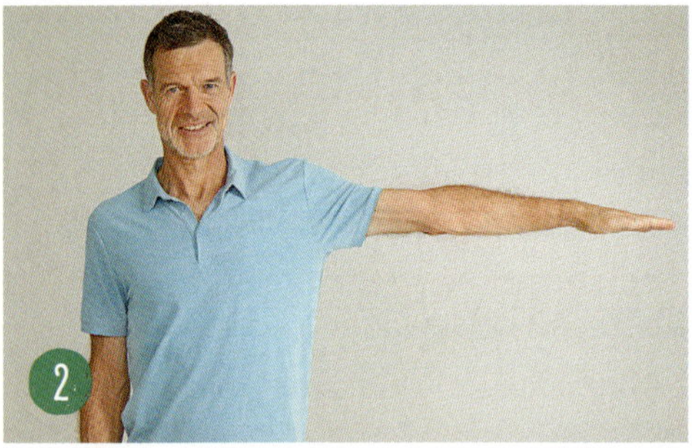

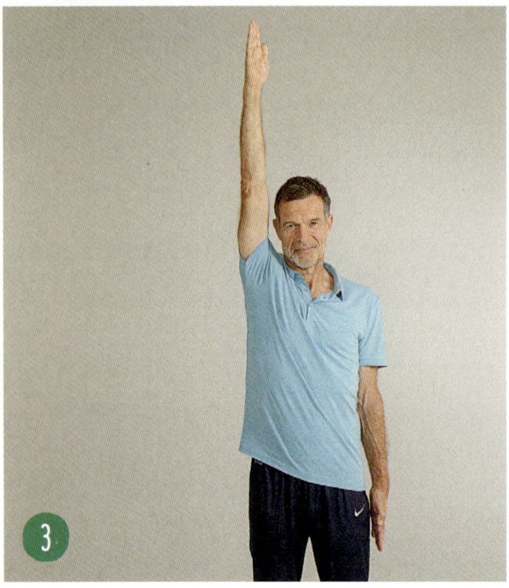

ARMKOORDINATION

- Aufrechter Stand. Die Arme hängen neben dem Oberkörper.
- Die Arme führen 3 verschiedene Positionen aus: 1. Arm wird nach oben gestreckt 2. Arm wird zur Seite gestreckt 3. Arm ist nach unten gestreckt.
- Koordination: Der rechte Arm ist dem linken immer einen Schritt voraus.
- Der rechte Arm ist zur Seite gestreckt; der linke Arm ist zur Decke gestreckt. 1
- Der rechte Arm ist nach unten gestreckt, der linke Arm zur Seite. 2
- Der rechte Arm zeigt zur Decke; der linke Arm nach unten. 3

FUSSKOORDINATION

- Sie liegen auf dem Rücken und strecken Arme und Beine zur Decke aus. 4

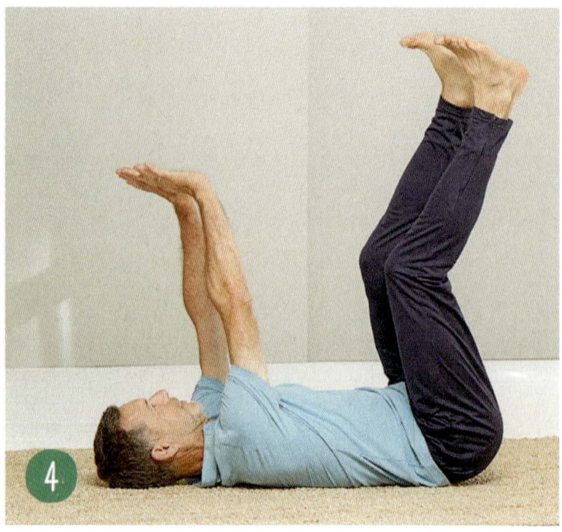

- Kreisen Sie die Hände und strecken und beugen Sie die Füße abwechselnd.
- Kreisen Sie sowohl die Hände als auch die Füße in unterschiedliche Richtungen. Zum Beispiel kreisen die Hände nach innen, während die Füße gleichzeitig nach außen kreisen.

ÜBERKREUZKOMBINATION (GLEICHGEWICHTSÜBUNG) IM STAND

- Sie stehen stabil auf einem Bein oder Sie halten sich gegebenenfalls fest.
- Der Unterschenkel des angehobenen Beins malt einen Kreis in die Luft.
- Zeitgleich malt die gegenüberliegende Hand eine Acht vor den Oberkörper. 5
- Dann wechseln Sie die Seite.

KOORDINATION IN DER FORTBEWEGUNG

- Sie gehen in Nachstellschritten vorwärts: linker Fuß vor, rechten Fuß ranziehen. Das Ganze noch einmal wiederholen, dann Seite wechseln.
- Sie schwingen die Arme gegengleich mit (rechtes Bein und linker Arm sind gleichzeitig vorne und umgekehrt). 6
- Anschließend wechseln Sie in den »Passgang« (Arm und Bein derselben Seite sind vorne) während Sie weiter die Nachstellschritte ausführen. 7

Wichtig: Üben Sie erst die jeweilige Gangart ein (gegengleich / Passgang). Sobald Sie diese sicher beherrschen, versuchen Sie sie abwechselnd durchzuführen.

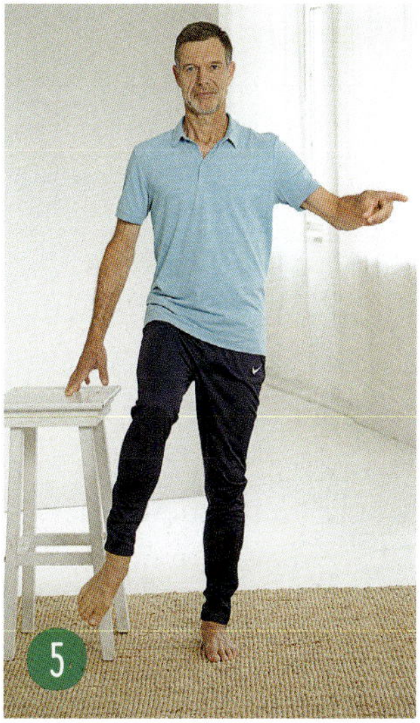

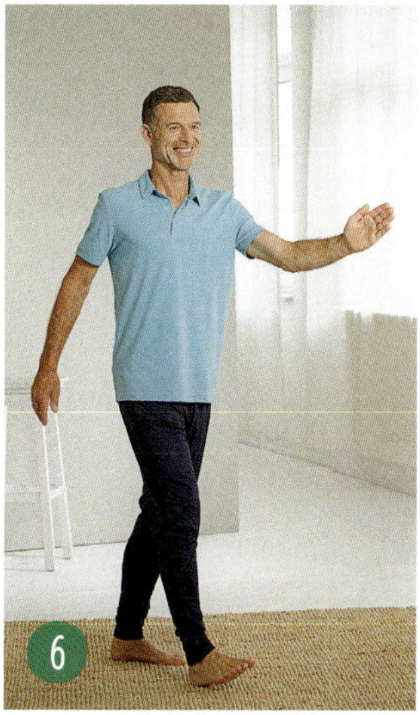

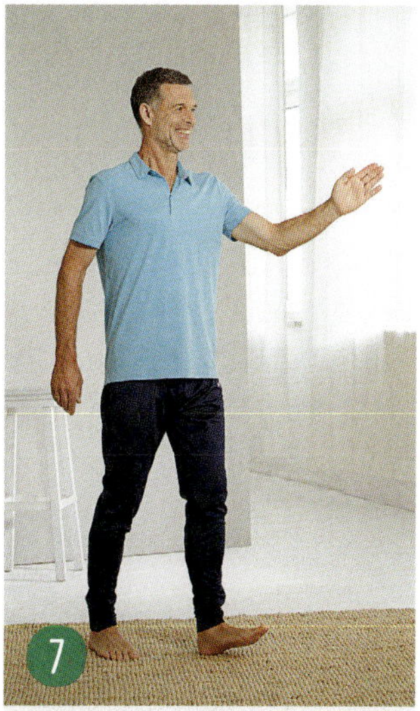

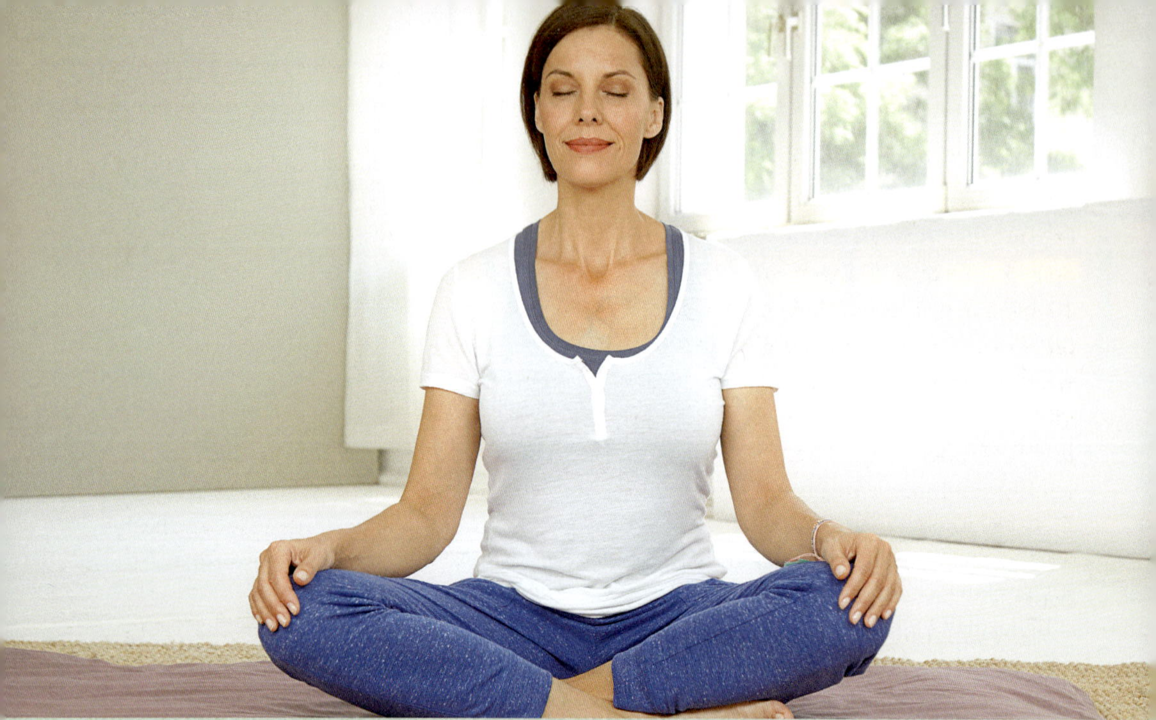

ENTSPANNUNGSÜBUNGEN

Übungen zur Entspannung und Lockerung der Muskulatur sind für Krebspatienten besonders wichtig. Sie lösen die allgemeine muskuläre Verspannung und haben gleichzeitig eine meditative und damit positiv psychische Wirkung. Ergänzend zur Physiotherapie können Sie diese eigenständig und täglich zu Hause durchführen. Nach jedem Training ist ausreichend Ruhe und Erholung zur Regeneration der Muskulatur empfehlenswert. Neben dem Dehnen der beanspruchten Muskulatur können Sie zur aktiven Erholung auch Entspannungsmethoden durchführen, wie Progressive Muskelrelaxation nach Jacobson, Autogenes Training, Körperreisen, Qigong, Tai-Chi oder eine Atementspannung.

Die Muskelrelaxation nach Jacobson (PMR) verfolgt das Konzept, dass Muskulatur dann entspannt, wenn sie zuvor stark angespannt wurde. Wichtig ist dabei, dass Sie die Spannung langsam steigern, nichts schmerzt und es schon gar nicht zu Krämpfen kommt. Spannen Sie die jeweiligen Muskeln für 5 bis 10 Sekunden an. Anschließend entspannen Sie für rund 30 Sekunden und spüren nach, wie sich der Muskeltonus verändert hat. Es gibt verschiedene Formen der PMR in unterschiedlicher Länge. Die folgende Kurzanleitung gibt Ihnen eine erste Einführung in dieses Konzept.

Ziele der Entspannungsverfahren bei Krebspatienten:

- Wahrnehmung des eigenen Körpers verbessern und die Achtsamkeit.
- Zur »Ruhe« kommen und abschalten.
- Psychische und physische Entspannung.
- Stress- und Angstreduktion durch Wahrnehmungslenkung.

10 Schritte zur progressiven Muskelentspannung

Legen Sie sich bequem auf den Rücken und stellen Sie sicher, dass nichts drückt und Sie nicht gestört werden (stellen Sie beispielsweise Ihr Handy stumm, die Haustürklingel ab und so weiter).

1. Ballen Sie beide Hände kräftig zu Fäusten und öffnen Sie sie dann wieder. 1

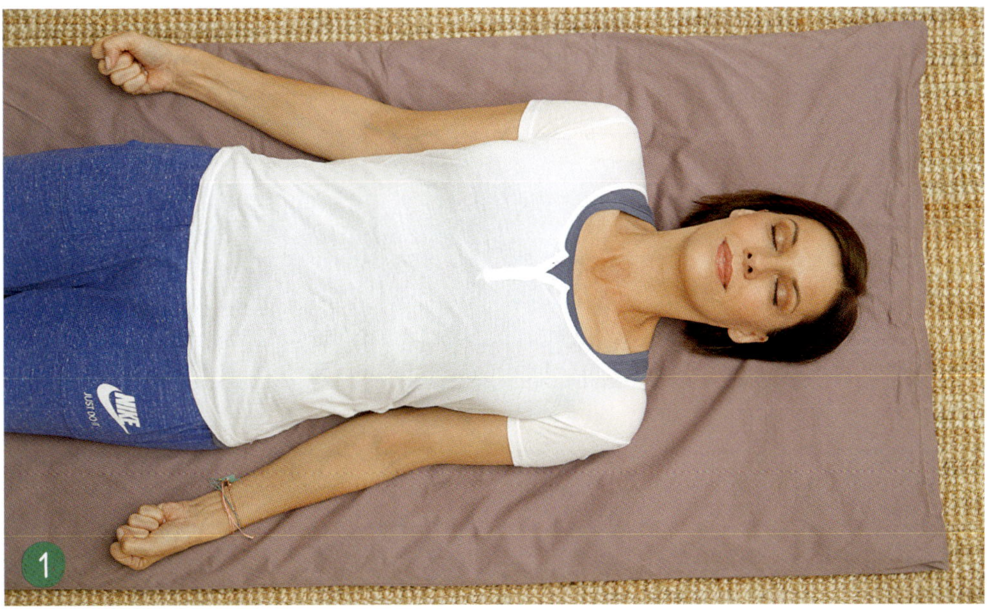

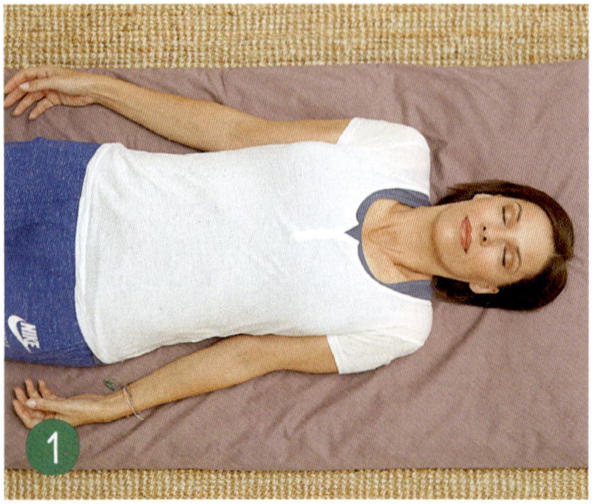

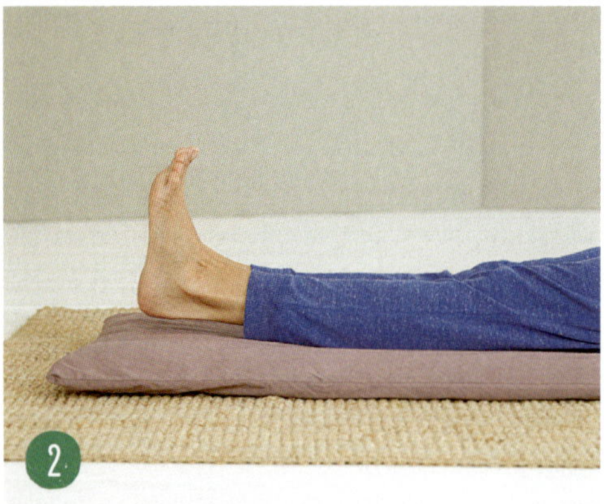

2. Spannen Sie Ihre Oberarme an, indem Sie die Arme feste gegen die Liegefläche drücken, während die Handinnenflächen entspannt zur Decke zeigen. Dann entspannen.
3. Runzeln Sie Ihre Stirn und Ihre Augenbrauen und drücken Sie auch Ihre Augenlider leicht zusammen. Dann entspannen.
4. Drücken Sie die Zähne leicht zusammen und pressen Sie die Zunge gegen den Gaumen (Zitronengesicht). Dann entspannen.
5. Spannen Sie die gesamte Nackenmuskulatur an, indem Sie Ihre beiden Schultern nach oben zu den Ohren ziehen. 1 Dann entspannen.
6. Spannen Sie die Bauchmuskulatur an, indem Sie den Bauchnabel nach innen ziehen. Dann entspannen.
7. Spannen Sie die Rückenmuskulatur an, indem Sie die Schulterblätter zusammenziehen und den Bauch so anheben, dass ein leichtes Hohlkreuz entsteht. Dann entspannen.
8. Spannen Sie die Gesäßmuskulatur an, indem Sie die Pobacken kräftig zusammenkneifen. Dann entspannen.
9. Spannen Sie die Oberschenkel an, drücken Sie die Knie durch und ziehen Sie die Zehen nach oben in Richtung Gesicht. 2 Dann entspannen.
10. Spannen Sie den gesamten Körper an: Kopf, Arme, Rumpf und Beine in Streckstellung, als ob Ihr Körper über Schultern und Fersen vom Boden angehoben wird. 3 Dann entspannen.

Abschließend atmen Sie tief durch die Nase ein- und langsam durch den Mund wieder aus. Halten Sie mit geschlossenen Augen noch ein wenig inne und spüren Sie nach, wie sich die Entspannung in Ihrem Körper ausbreitet. Falls möglich, überlassen Sie sich am besten ganz dem Rhythmus Ihres Atems. Genießen sie einen Moment das angenehme Gefühl der Ruhe und Entspannung, das Ihren Körper nun durchströmt. Nach einer Weile richten Sie Ihre Konzentration wieder auf Ihre Umgebung. Ballen Sie dazu die Hände dreimal kräftig zur Faust. Winkeln Sie die Arme mehrmals an und strecken Sie sie. Räkeln und strecken Sie sich schließlich ganz. Öffnen Sie dann langsam die Augen und fühlen Sie sich gelassener, wenn Sie in Ihren Alltag zurückkehren.

Neben der körperlichen führen diese Übungen auch zu psychischer Entspannung. Sie können die progressive Muskelentspannung mehrmals in der Woche durchführen. Das Schöne an ihr ist, dass Sie nicht nur zu Hause auf dem Wohnzimmerteppich oder auf dem Sofa liegend ausgeübt werden kann, sondern auch unterwegs im Sitzen, beispielsweise in der Straßenbahn, im Zug, Flugzeug oder am Schreibtisch (wenn auch nicht so effektiv). Dazu ist der Rücken durch eine Lehne gestützt und die Hände ruhen auf Ihren Oberschenkeln.

TIPP

WELLNESS FÜR DIE SEELE

Auch entsprechende Entspannungsmusik im Hintergrund kann den Einstieg in die Übung erleichtern. Es gibt auch Anleitungen zur progressiven Muskelrelaxation, die Sie sich beispielsweise mithilfe einer CD oder App so lange vorsagen lassen können, bis Sie die einzelnen Entspannungsschritte verinnerlicht haben.

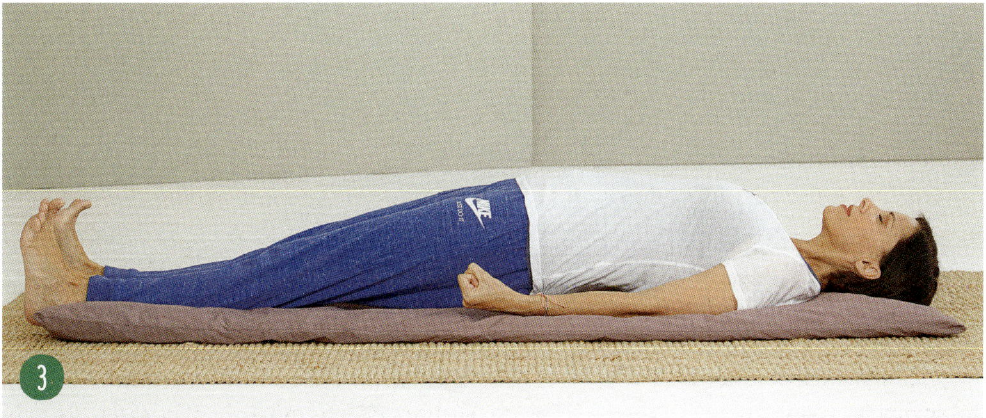

3

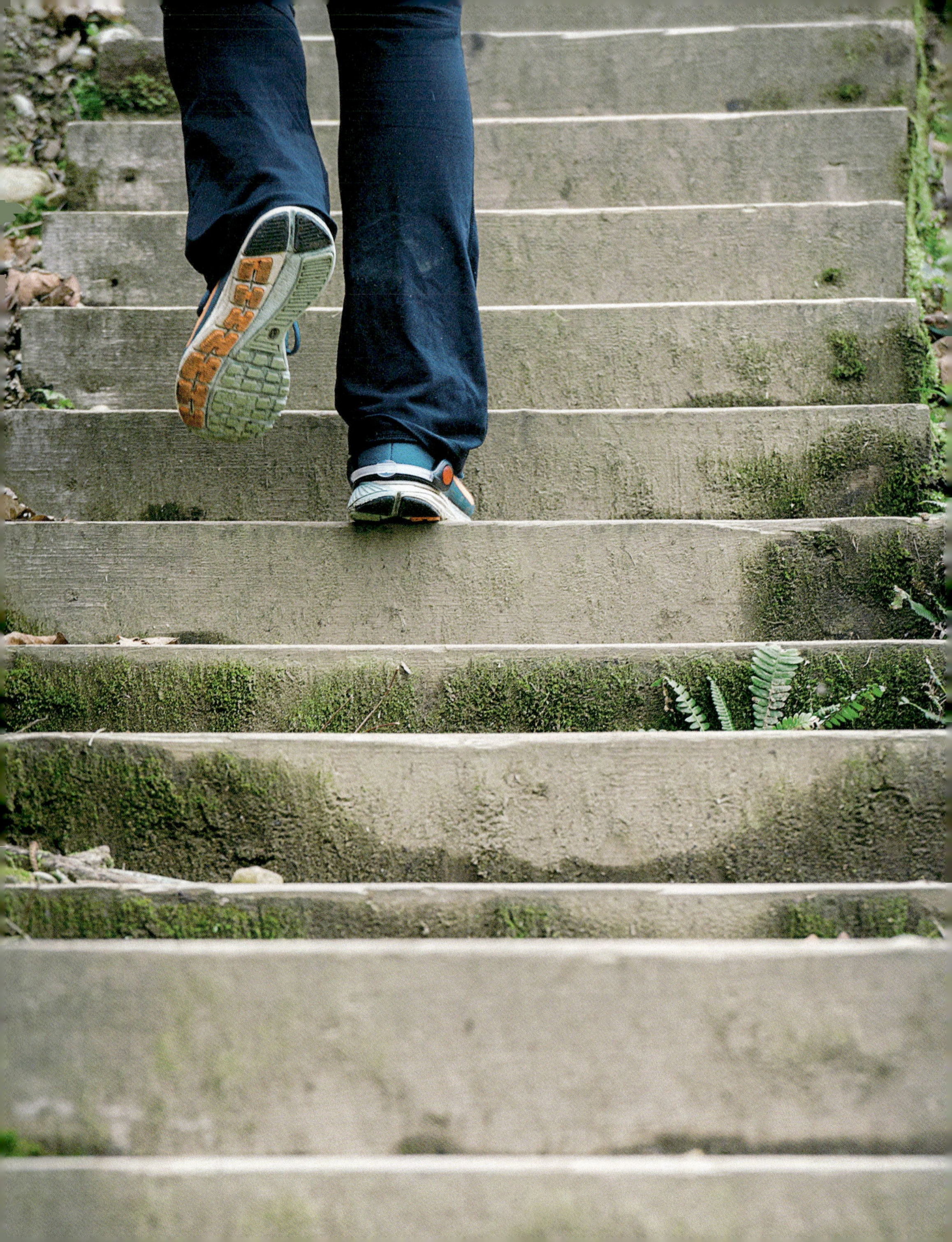

SPEZIELLE TRAININGSPLÄNE

NICHT JEDE ÜBUNG IST AUCH FÜR JEDE KREBSERKRANKUNG GEEIGNET. HIER ERFAHREN SIE, AUF WAS SIE ACHTEN MÜSSEN UND WELCHE ÜBUNGEN BEI WELCHEN EINSCHRÄNKUNGEN HELFEN.

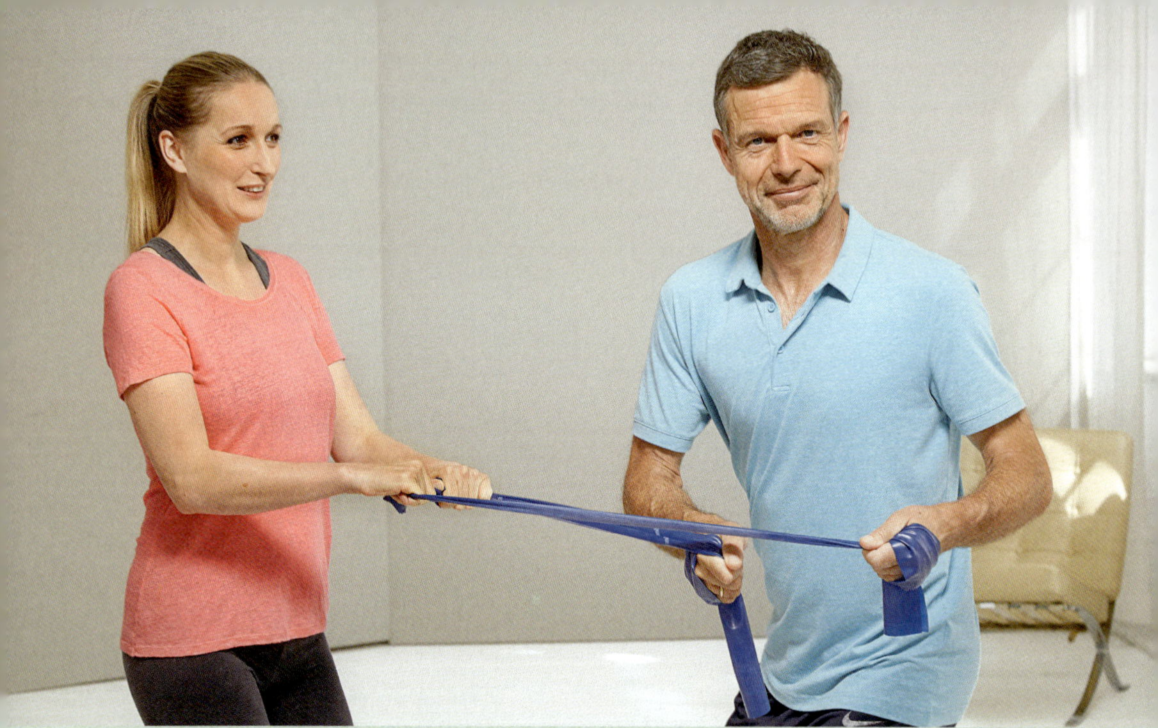

TRAINING FÜR DARMKREBS-PATIENTEN

Die Bauchmuskulatur von Darmkrebspatienten ist nur eingeschränkt belastbar, unter anderem aufgrund der Bauchoperation, des möglichen künstlichen Darmausgangs oder der Bestrahlung. Die noch zu verheilende Operationsnarbe schränkt außerdem die Beweglichkeit im Bauch- und Rumpfbereich ein. Diese Defizite können und sollten Sie durch ein gezieltes Training der Rumpf- und Bauchmuskulatur ausgleichen.

Phase 1

In den ersten sechs Wochen nach einer Bauchoperation dürfen Sie die Bauchdecke und deren Muskulatur auf gar keinen Fall belasten – Sie würden einen Narbenbruch oder andere Instabilitäten der Bauchdecke riskieren. In dieser Phase konzentrieren Sie sich im Training auf Mobilisation und Beweglichkeitsübungen – und schließen Kraftübungen, wie gesagt, ganz aus. Koordinationsübungen können ergänzt werden.

Phase 2

Ist die Bauchdecke wenigstens sechs Wochen nach der Operation stabil, können Sie das Training steigern. Das gilt mit Einschränkung auch für Patienten mit künstlichem Darmausgang, da sie durch die Operation eine weniger stabile Bauchdecke behalten werden. Sie beginnen also frühestens nach sechs Wochen, steigern langsam die Intensität mit zunehmender Kräftigung der Bauch- und Rückenmuskulatur und widmen sich komplexeren Übungen. Wie lange Sie trainieren, machen Sie von Ihrer Tagesform abhängig: Wiederholen Sie jede Kraftübung 10- bis 15-mal bei 2 bis 3 Sätzen pro Übung. Grundsätzlich müssen Sie kleine Pausen einhalten. Vermeiden Sie es unbedingt, bei den Übungen die Luft anzuhalten oder gar zu pressen. Dadurch würde sich der Druck im Brust- und Bauchraum erhöhen und die Muskulatur zusätzlich belastet.

Übungen bei einem künstlichen Darmausgang (Stoma)

DEHNUNG DER SEITLICHEN RUMPFMUSKULATUR

- Nehmen Sie einen hüftbreiten Stand ein, strecken Sie einen Arm über den Kopf.
- Ziehen Sie sich ein wenig aus der Schulter nach oben.
- Anschließend ziehen Sie den Arm zur anderen Seite, bis auf der äußeren Körperseite ein Dehngefühl entsteht. (1)
- Danach wechseln Sie die Seite und wiederholen die Übung.

Wichtig: Die Hüfte darf nicht ausweichen und der Oberkörper weder nach vorne noch nach hinten kippen.

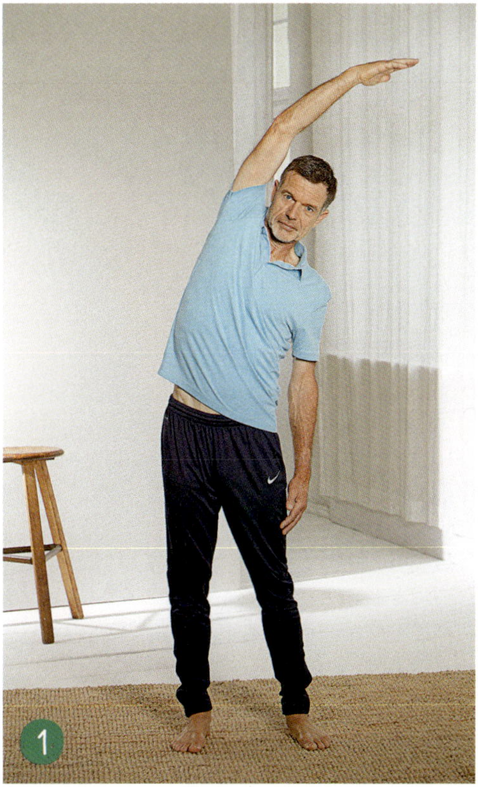

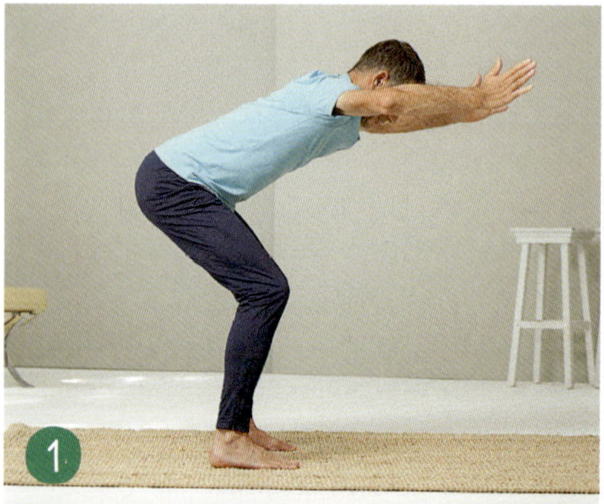

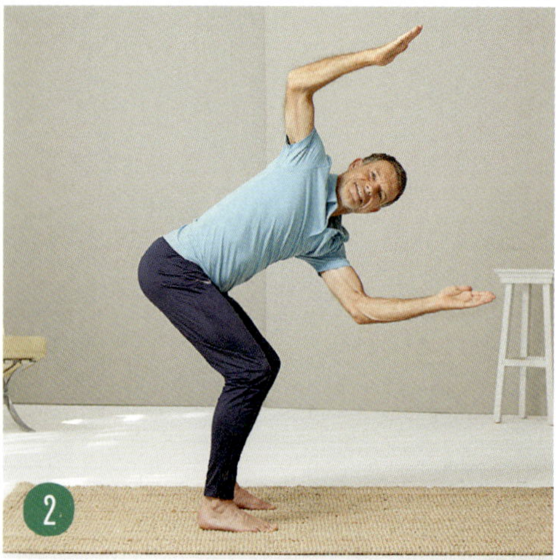

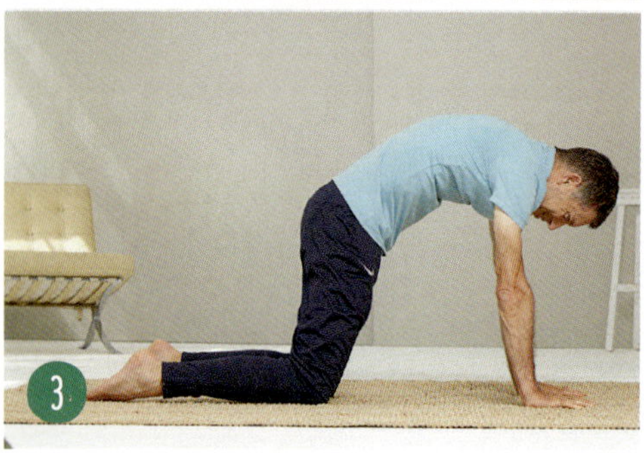

VERBESSERUNG DER RUMPFROTATION

- Sie stehen schulterbreit im festen Stand, die Knie sind leicht gebeugt.
- Die Knie und Füße zeigen nach vorne.
- Die Arme werden in U-Halte in Verlängerung der Wirbelsäule positioniert.
- Das Becken bleibt fest, der Bauch ist leicht angespannt und ein Hohlkreuz soll vermieden werden. (1)
- Der Oberkörper rotiert langsam um seine Längsachse ohne viel Kraft nach links und rechts. Versuchen Sie dabei, unter dem Oberarm durchzuschauen. (2)

Alternativ können Sie die Übung im Sitzen, zum Beispiel auf einem Gymnastikball, durchführen.

MOBILISATION DES RUMPFES

- Sie befindet sich im Vierfüßlerstand.
- Knie und Hände sind hüftbreit auseinander aufgestellt, die Hände sind unter den Schultern.
- In dieser Position einatmen, dabei den Bauch vorwölben und den Rücken leicht ins Hohlkreuz sinken lassen.
- Dann machen Sie mit der Ausatmung einen »Katzenbuckel« und ziehen den Bauchnabel aktiv zur Wirbelsäule. (3)

VARIANTE FÜR FORTGESCHRITTENE

Schauen Sie über die linke Schulter zur linken Gesäßhälfte und ziehen Sie die Hüfte zu sich heran; dann über die rechte Schulter zur rechten Gesäßhälfte sehen.

AKTIVIERUNG DER BAUCHMUSKELN

- Sie liegen auf dem Rücken.
- Die Füße sind hüftbreit aufgestellt und befinden sich ungefähr eine Fußlänge vom Gesäß entfernt.
- Mit der Ausatmung ziehen Sie Ihren Bauchnabel nach innen und spannen die Bauchmuskulatur an.
- Mit dem Einatmen lösen Sie die Spannung wieder. 4
- Versuchen Sie die Anspannungsphase länger werden zu lassen und gleichmäßig weiterzuatmen.

Wichtig: Halten Sie nicht die Luft an.

KRÄFTIGUNG DES UNTEREN RÜCKENS UND MOBILISATION DER LWS

- Gehen Sie in die Rückenlage.
- Stellen Sie die Füße hüftbreit auf.
- Heben Sie das Becken an, bis Sie in der halben Brücke sind. 5
- Anschließend senken Sie das Becken ganz langsam Wirbel für Wirbel wieder ab, bis sich Ihr Becken auf dem Boden befindet.

VARIANTE FÜR FORTGESCHRITTENE

Sie wiederholen die Bewegungen mehrmals nacheinander ohne zwischendurch das Becken abzulegen.

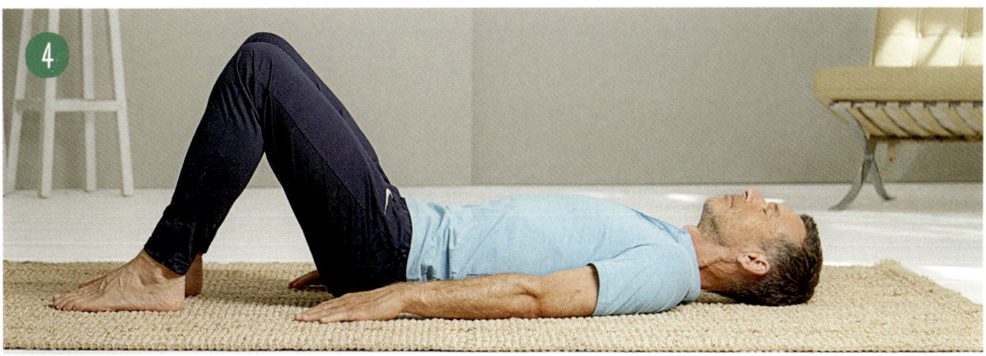

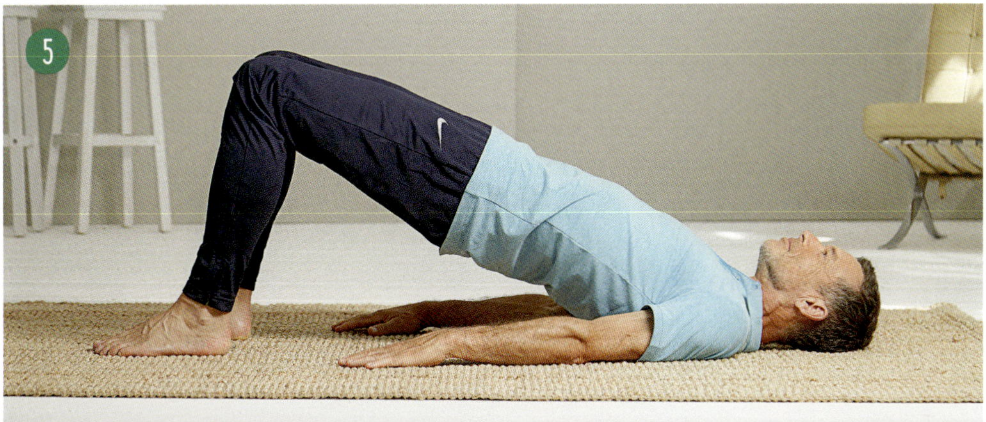

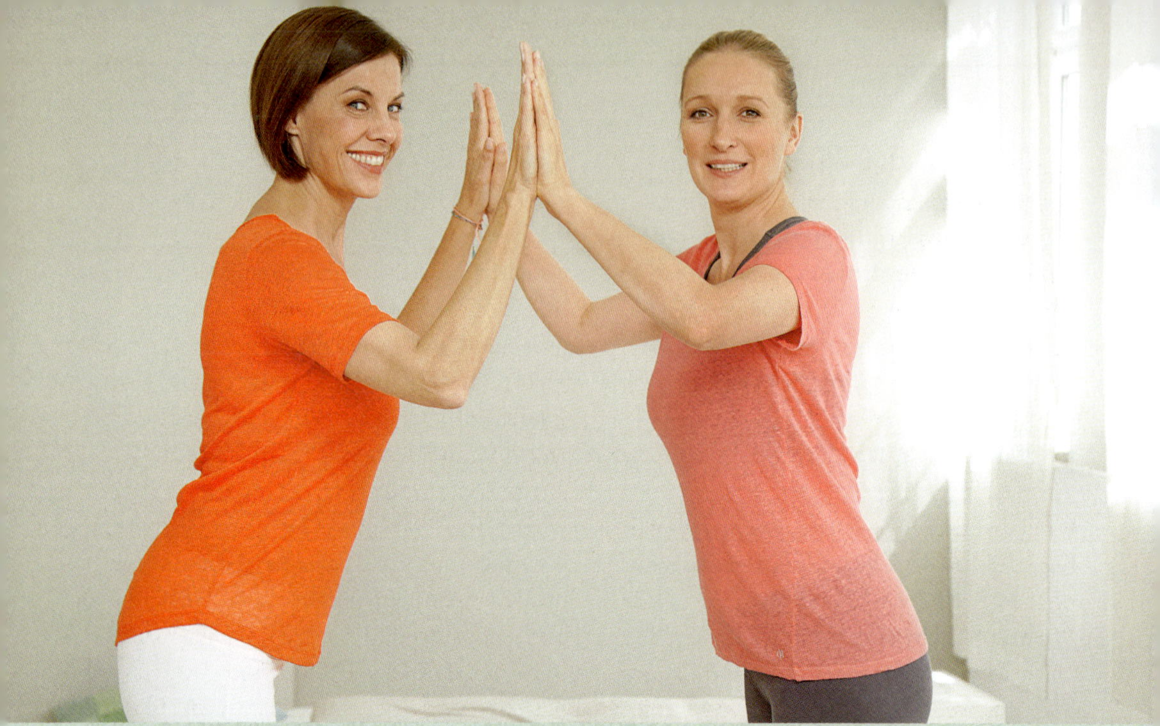

TRAININGSPRINZIPIEN FÜR BRUSTKREBSPATIENTINNEN

Die meisten Studien, die die Auswirkungen körperlicher Aktivität auf den Verlauf einer Krebserkrankung untersuchen, wurden mit Brustkrebspatientinnen durchgeführt. Aus dieser Studienlage leiten sich dann viele allgemeine Empfehlungen für Krebspatienten ab. Körperliche Aktivität ist für Brustkrebspatientinnen sicher und in jeder Therapiephase machbar. Bewegung tut immer gut und kann unter bestimmten Voraussetzungen sogar die Prognose verbessern. Weiter werden die Lebensqualität sowie die Immunkompetenz erhöht und die Fatigue-Symptomatik positiv beeinflusst.

Das Ausdauertraining

Die Basis bietet hier ein moderates Ausdauertraining. Dies sollte dreimal pro Woche mindestens 30 Minuten mit 75 Prozent der maximalen Herzfrequenz durchgeführt werden. Beispielsweise durch Walken, Radfahren oder Schwimmen. Auch Nordic Walking eignet sich hervorragend, da es wegen seinem dynamischen Stockeinsatz eventuellen Bewegungseinschränkungen im Schulter- und Armbereich entgegenwirken kann.

Wichtig: Das Krafttraining

Ein dynamisches Krafttraining, insbesondere zum Wiedererlangen der Kraftfähigkeit in der Brust- und Oberarmmuskulatur, ist für Brustkrebspatientinnen besonders wichtig. Dieses sollte in Ergänzung zum Ausdauertraining zwei- bis dreimal pro Woche mit einer mittleren Intensität (Borg: 12–14 ▸ **siehe Skala Seite 67**) und 10 bis 15 Wiederholungen erfolgen. Solange muskuläre Dysbalancen bestehen, wird vor allem auch ein Beweglichkeitstraining zur Verbesserung der Schulter- und Armbeweglichkeit empfohlen.

INFO

WISSEN ZUM PORT

Einige Brustkrebspatientinnen erhalten für die Chemotherapiegabe einen dauerhaften, subkutanen Zugang (Port). Je nachdem wo der Port sitzt, kann er die Patientinnen beim Training einschränken. Das Empfinden und die Verträglichkeit sind jedoch sehr verschieden, sodass Anpassungen für das Training individuell vorgenommen werden sollten.

Das Koordinationstraining

Ein Koordinationstraining kann in das jeweilige Ausdauer- und Krafttraining integriert werden. Dies ist insbesondere für Osteoporose gefährdete Patientinnen mit erhöhtem Sturzrisiko sinnvoll. Durch gezieltes Gleichgewichtstraining wird das Gangbild verbessert und aktive Sturzprohylaxe betrieben. Brustkrebspatientinnen rät man häufig von Rückschlagsportarten wie Tennis und Badminton ab. Bevor jedoch ein Verbot bestimmter Sportarten erfolgt, sollte immer die individuelle Situation berücksichtigt und gemeinsam mit dem Therapeuten nach Möglichkeiten der Modifizierung einzelner Sportarten gesucht werden.

Spezifische Übungen

Durch die Operation und Bestrahlung können Brustkrebspatientinnen gerade im Brust- und Achselbereich der betroffenen Seite das Bindegewebe und die Muskulatur schlechter dehnen. Dieses Defizit kann jedoch durch spezielle Übungen verbessert werden. Zur Mobilisation des Schultergürtels bieten sich die Übungen auf den folgenden Seiten an.

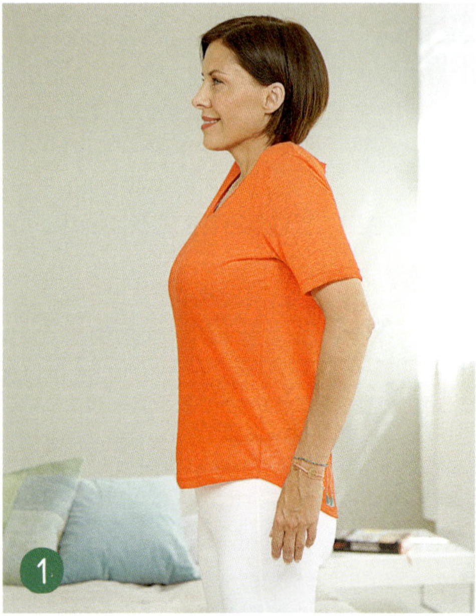

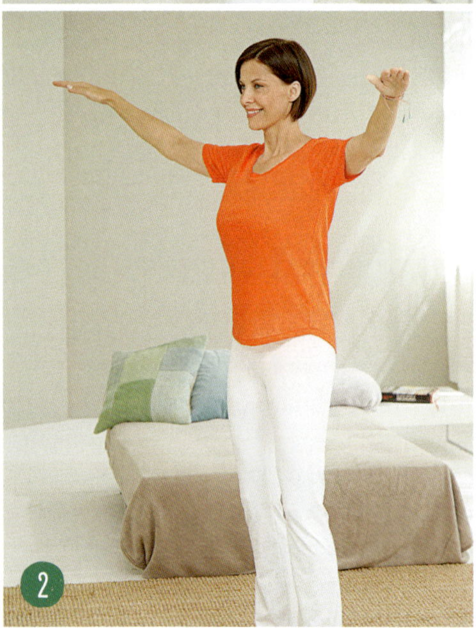

SCHULTERKREISEN

- Setzen oder stellen Sie sich aufrecht hin. Ziehen Sie Ihre Schulterblätter nach hinten und Ihren Bauchnabel ein, gleichzeitig schieben Sie Ihr Brustbein zur Decke.
- Kreisen Sie beide Schultern langsam nach hinten. 1
- Die Betonung liegt auf dem Zug der Schulterblätter nach hinten unten, um die Nackenmuskulatur zu lockern und Verspannungen zu lösen.

ARMKREISEN

- Idealerweise stehen Sie und haben eine Armlänge zu beiden Seiten hin Platz.
- Ihre beiden Arme sind seitlich ungefähr auf Ihrer Schulterhöhe ausgestreckt. Bewegen Sie beide Arme nun in ganz kleinen Kreisbewegungen. 2
- Lassen Sie die Kreise langsam größer werden, soweit es Ihr Körper derzeit zulässt und solange es nicht schmerzt.
- Anschließend Richtungswechsel, sodass Sie mal nach vorne und anschließend nach hinten kreisen.

VARIATION

Um zusätzlich noch die Koordination zu trainieren, versuchen Sie, die Arme gegengleich zu kreisen.
Wichtig: Führen Sie die Bewegungen langsam und kontrolliert aus und achten Sie auch auf eventuelle Unterschiede zwischen rechtem und linkem Arm.

DEHNUNG DER BRUSTMUSKULATUR

- Legen Sie sich ganz bequem auf den Rücken und stellen Sie anschließend Ihre Füße hüftbreit auf.
- Die Arme legen Sie dann in U-Halte gebeugt seitlich neben Ihren Oberkörper. Falls dies an der betroffenen Seite unangenehm sein sollte, dürfen Sie diese natürlich mit einem Kissen oder Ähnlichem unterstützen. 3
- Atmen Sie ruhig und gleichmäßig in die Dehnung aus.
- Mit zunehmender Verbesserung der Beweglichkeit sollten Sie auf jeden Fall versuchen, die Arme langsam immer weiter nach oben in die Diagonale (V-Form) zu strecken. 4

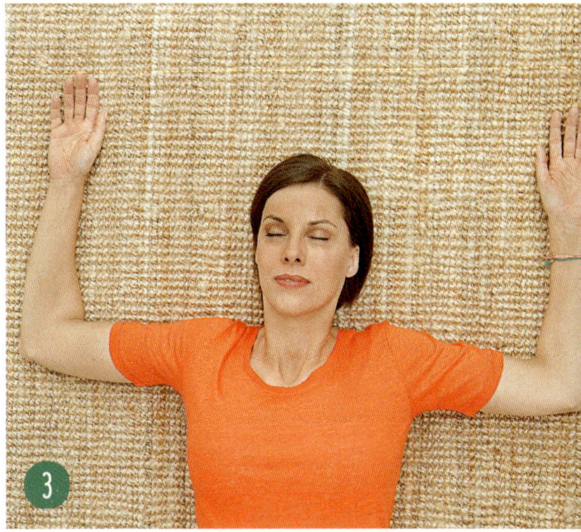
3

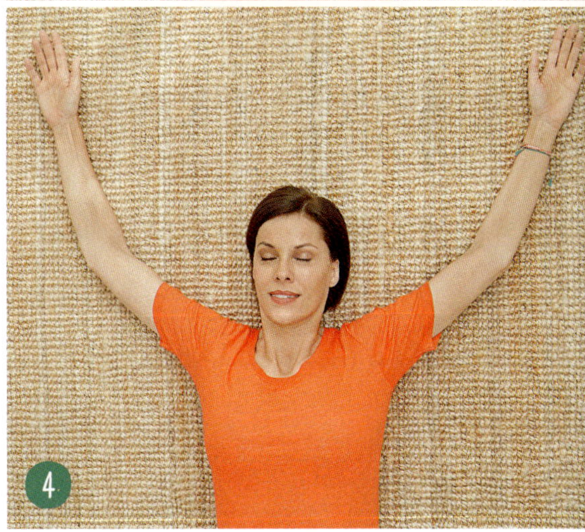
4

VARIATION

Versuchen Sie nun, Ihre beiden Beine so weit anzuwinkeln, dass Ihre Fersen so nah wie möglich an das Gesäß kommen. Senken Sie dann beide Knie langsam zur einen Seite, ohne dass Ihre Schultern den Kontakt zum Boden verlieren.

Atmen Sie tief in die Dehnung aus und verstärken Sie diese gegebenenfalls. Anschließend senken Sie beide Knie zur anderen Seite und spüren auch hier der Dehnung nach.

Langfristig ist das Ziel dieser Übung, wieder eine annähernd gleiche Beweglichkeit auf beiden Seiten zu erreichen.

Vorsicht ist geboten bei Beschwerden im Lendenwirbelsäulenbereich! Senken Sie deshalb die Beine immer nur so weit ab, bis Sie eine angenehme Dehnung im Bereich der Brustmuskulatur spüren. Führen Sie die Übung langsam und vor allem aber schmerzfrei aus.

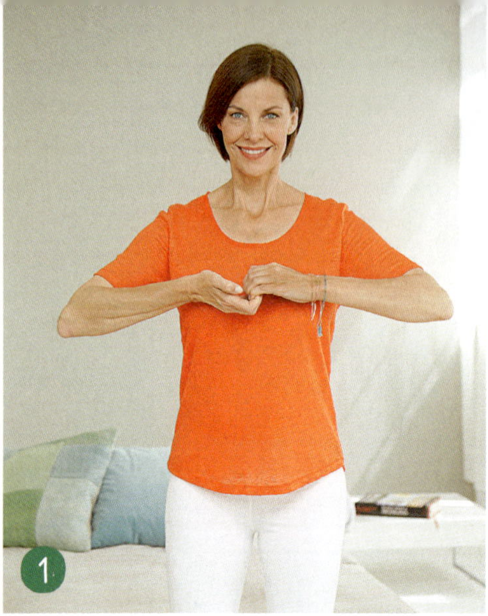
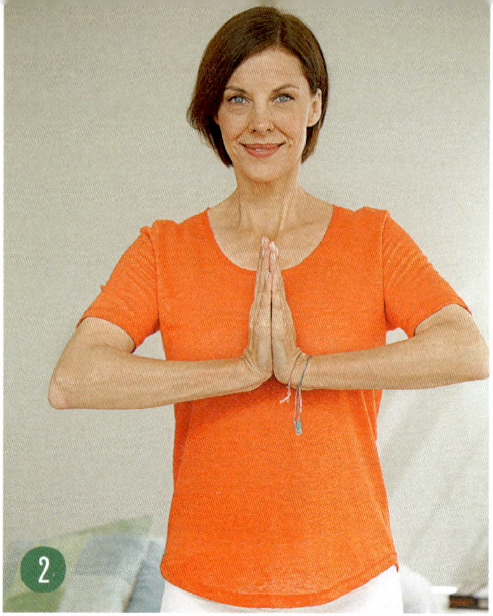

AKTIVIERUNG DER BRUSTMUSKULATUR UND DES OBEREN RÜCKENS

- Aufrechter Sitz oder Stand.
- Die Arme sind vor dem Oberkörper gebeugt und die Hände greifen ineinander.
- Versuchen Sie die Hände auseinanderzuziehen und halten Sie die Muskelspannung im oberen Rücken. (1)
- Anschließend lösen Sie den Griff, legen die Handinnenflächen gegeneinander und bauen langsam den Druck auf, bis Sie die Anspannung in der Brust- und Oberarmmuskulatur spüren. (2)
- Führen Sie die Übungen im Wechsel aus – An- und Entspannung. Steigern Sie den Druck nur so weit, wie Sie ihn in den Muskeln schmerzfrei spüren und ohne dabei zu verkrampfen.

VARIATION

Vergrößern Sie langsam den Kraftarm, indem Sie die Arme vor dem Körper oder über dem Kopf ausstrecken, dann die Handinnenflächen gegeneinander drücken.

MODERATE KRÄFTIGUNG DER OBERARM- UND RUMPFMUSKULATUR

- Rückenlage mit aufgestellten Beinen.
- Beugen Sie ein Bein rechtwinklig an und heben Sie den Oberkörper bis zu den Schulterblättern an.
- Legen Sie beide Hände auf den Oberschenkel und versuchen Sie anschließend, den Oberschenkel wegzudrücken. Das Bein hält dagegen.
- Danach legen Sie sich langsam wieder ab und wechseln die Seite.

- Versuchen Sie den Druck der Arme gegen das Bein langsam zu steigern und die Übung dynamisch auszuführen. (3)
- Sollten Sie Probleme haben, den Nacken zu entspannen, können Sie den oberen Rücken mit einem Kissen unterstützen.

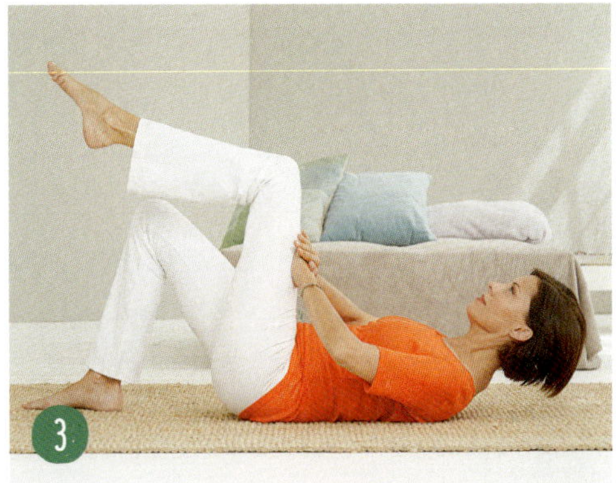
3

KRÄFTIGUNG DER BRUSTMUSKULATUR

- Sie stehen aufrecht, hüftbreit, mit 30 bis 40 Zentimetern Abstand zur Wand.
- Legen Sie die Handflächen an die Wand. Die Fingerspitzen zeigen leicht nach innen und die Arme sind während der gesamten Übung leicht gebeugt. (4)
- Der Körper bleibt gerade und gespannt, während sich die Arme langsam beugen und strecken.
- Halten Sie die Spannung kurz, bevor Sie die Arme wieder langsam strecken.

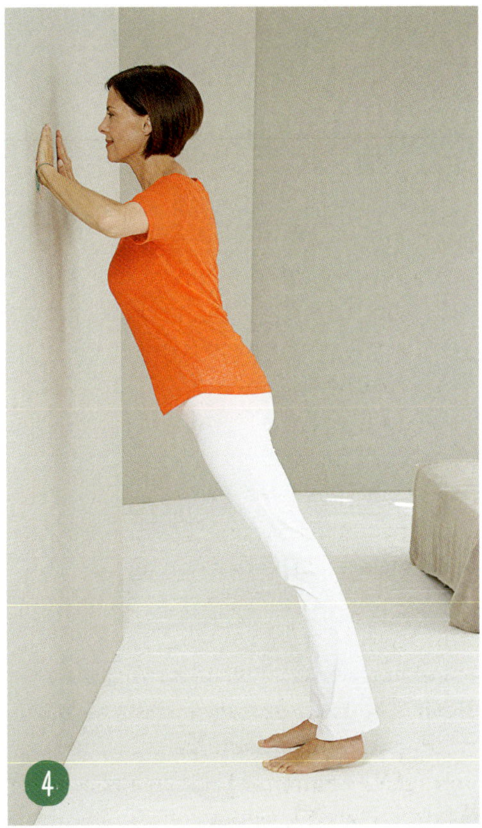
4

Zur Steigerung (frühestens sechs Wochen Post-OP) können Sie zunehmend intensiver und komplexer trainieren. Denken Sie daran, ruhig zu atmen und gegebenenfalls kleine Pausen einzulegen. Zwischen den einzelnen Sätzen machen Sie bitte ausreichend Pausen. Sollten Sie nach einer Übung ein Ziehen oder Spannungsgefühl im Oberarm verspüren, reduzieren Sie die Intensität und den Umfang. Dasselbe gilt, wenn es zu einem Lymphödem kommt oder sich ein vorhandenes verschlechtert. Pausieren Sie dann 1 bis 2 Tage und nehmen Sie eine Lymphdrainage in Anspruch.

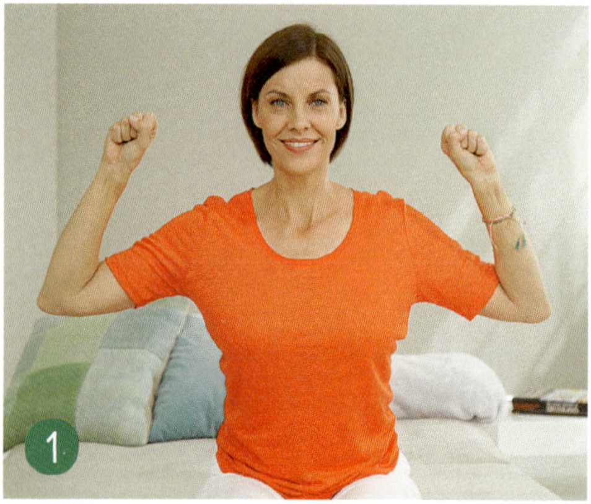

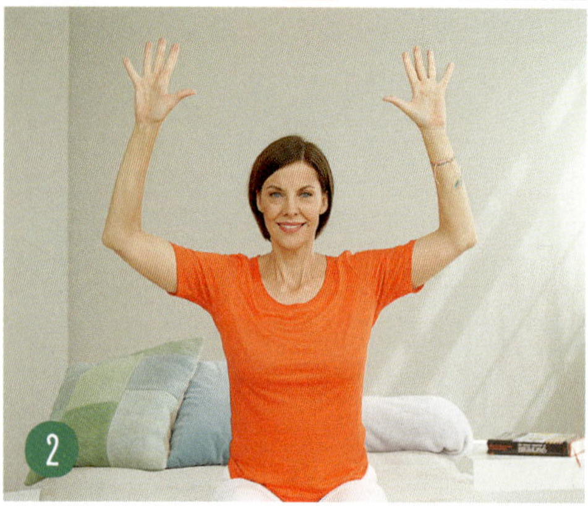

Übungen bei Lymphödem in den Armen

Eine häufige Nebenwirkung der Brustkrebstherapie ist das Lymphödem in den Armen. Sie profitieren von einem gezielten Training, so lange Sie bestimmte Vorsichtsmaßnahmen beachten. Die sind wichtig, um Entstehung und Verlauf des Lymphödems nicht zu fördern. Deshalb ist es wichtig, während der Übung einen Stützstrumpf zu tragen.
Beginnen Sie grundsätzlich langsam und mit niedriger Intensität. Wenn Sie eine neue Bewegungsform erlernt oder trainiert haben, sollten Sie anschließend 1 bis 2 Tage pausieren. In dieser Zeit beobachten Sie, ob sich das Ödem verändert. Vermeiden Sie statische (isometrische) Kraftübungen, die den Druck im Arm erhöhen.
Besonders empfehlenswert und von Patientinnen als angenehm empfunden, ist die Bewegung im Wasser. Der hydrostatische Druck des Wassers begünstigt den lymphatischen Abfluss und erleichtert somit auch die Bewegung. Insbesondere bei Komorbiditäten wie beispielsweise Gelenksarthrosen und Adipositas ist die körperliche Aktivität im Wasser ideal.

FÖRDERUNG DES LYMPHATISCHEN ABFLUSSES

- Halten Sie die Hände in etwa oberhalb des Schultergürtels.
- Danach schließen Sie die Hände zur Faust und öffnen sie wieder. (1)
- Führen Sie die beschriebenen Greifbewegungen nun mehre Male hintereinander dynamisch aus.
- Je höher Sie die Arme nach oben strecken können, desto besser wirkt sich die Pumpbewegung auf den lymphatischen Rückfluss aus. (2)

VARIATION

Eine weitere Steigerung der eben beschriebenen Übung ist das Öffnen und Schließen der abgewinkelten Arme vor dem Oberkörper. Diese Übung mobilisiert vor allem auch den Schultergürtel. 3

»KIRSCHEN PFLÜCKEN«

- Sie stehen hüftbreit da oder sitzen aufrecht und strecken beide Arme (allerdings nur so weit es Ihnen möglich ist) nach oben über Ihren Kopf aus.
- Anschließend führen Sie mit den Händen Greifbewegungen aus, als würden Sie »Kirschen pflücken«. 4

VARIATION

Sie strecken beide Arme zur Decke und drehen gleichzeitig mit beiden Händen imaginäre Glühbirnen in eine Fassung.

TIPP

AKTIVITÄT IM WASSER

Insbesondere für Ödeme in den Extremitäten ist Aquafitness, Aquajogging oder Wassertreten empfehlenswert, sofern keine therapiebedingten Einschränkungen dagegen sprechen.

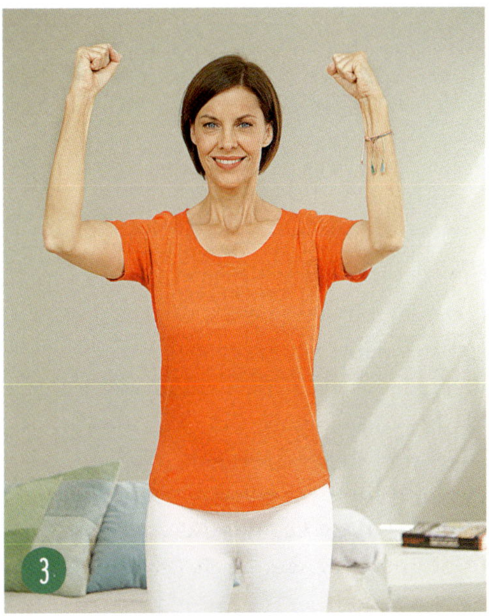

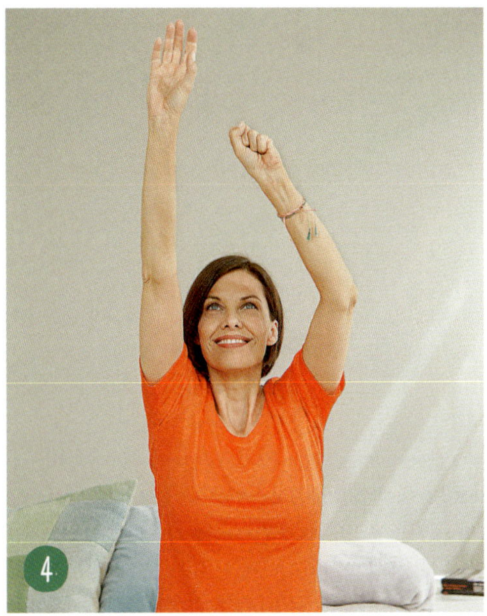

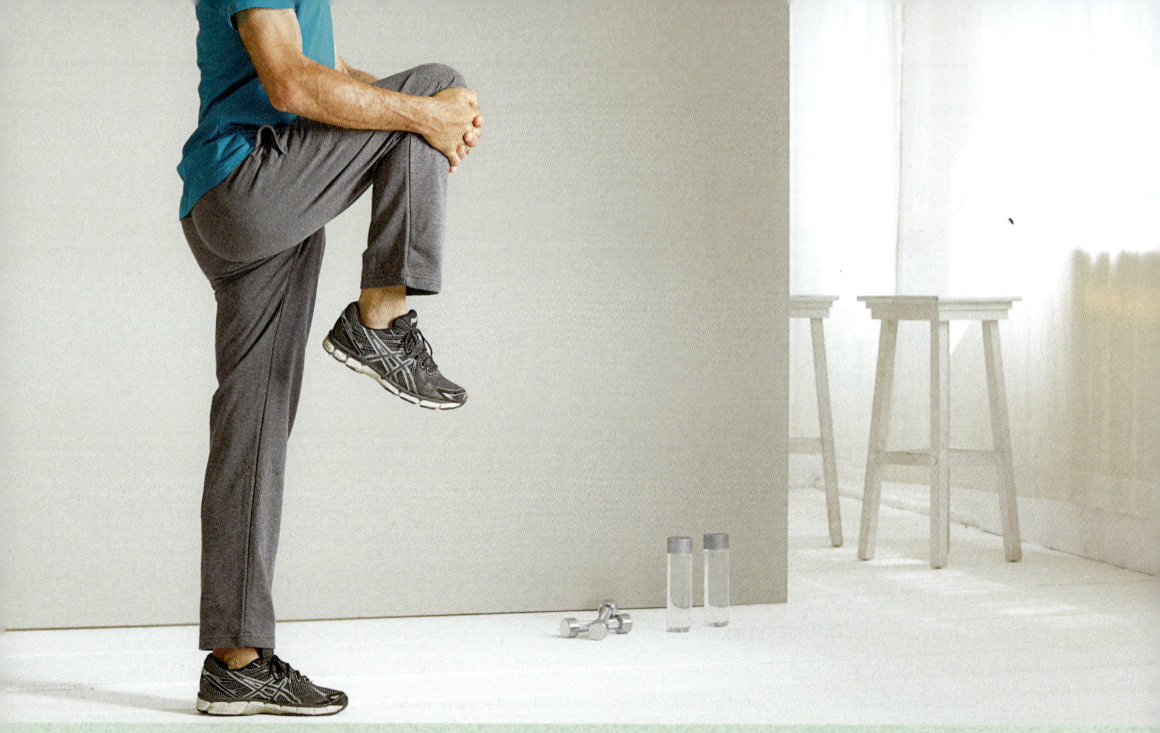

ÜBUNGEN FÜR PROSTATAKREBS-PATIENTEN

Während und nach einer Prostatakrebserkrankung kommt es häufig durch die Hormontherapie zu einem Verlust an Muskelmasse. Die Patienten sind also anfälliger für Stürze, und die gilt es in jedem Fall zu vermeiden. Daher zielen die folgenden Übungen insbesondere auf eine Kräftigung der Oberschenkel- und Gesäßmuskulatur ab. Ein Armtraining können Sie zusätzlich ergänzen (▸ **siehe hierzu ab Seite 106**).

Eine der häufigsten Nebenwirkungen von Prostatakrebs ist Harninkontinenz. Deshalb finden Sie hier vor allem auch Kräftigungsübungen für die Schließmuskulatur. Unter der Berücksichtigung Ihrer individuellen Tagesform sollten Sie jede Kraftübung mindestens 10- bis 15-mal wiederholen und 2 bis 3 Sätze ausführen. Atmen Sie stets ruhig weiter und legen Sie gegebenenfalls kleine Pausen bei den Wiederholungen ein.

Hören Sie also immer auf Ihren Körper und gönnen Sie sich vor allem ausreichend Pausen zwischen den einzelnen Sätzen. Sollten Sie nach einer Übung ein Ziehen oder Spannungsgefühl verspüren, reduzieren Sie unbedingt die Intensität und den Umfang der einzelnen Trainingseinheiten.

KRÄFTIGUNG DER OBERSCHENKEL UND DES UNTEREN RÜCKENS

- Legen Sie sich auf den Rücken und gehen Sie in die halbe Brücke. Dabei versuchen Sie, Ihr Gleichgewicht zu halten und mit Ihren Schultern, Hüften und Knien eine Linie zu bilden. (1)
- Dann senken Sie mit der Einatmung langsam das Becken und legen – falls es Ihnen möglich ist – das Becken aber nicht ganz auf dem Boden ab.
- Anschließend heben Sie das Becken mit der Ausatmung wieder an und gehen nun langsam in die Gerade.

VARIATION FÜR FORTGESCHRITTENE

Sobald Sie Ihr Gleichgewicht gut halten und ein Bein sicher abheben können, ohne Ausweichbewegungen zu machen, strecken Sie das Bein langsam in die Verlängerung des Oberschenkels aus. Das Becken halten Sie waagerecht, die Schließmuskulatur ist dabei angespannt. (2)
Mit der Einatmung den Fuß wieder aufstellen. Achten Sie darauf, Becken und Hüften gerade zu halten, also keine Ausweichbewegungen zu machen.
Machen Sie zwischen diesen einzelnen Übungen unbedingt immer wieder genügend Verschnaufpausen. Dazu können Sie beispielsweise auch auf dem Rücken liegen bleiben, Ihre Knie mit den Händen umfassen, in Richtung Oberkörper ziehen und sich klein zusammenrollen. Wenn es sich für Sie angenehm anfühlt, führen Sie leichte Kreise mit den Knien aus, die von Ihren Händen geführt werden.

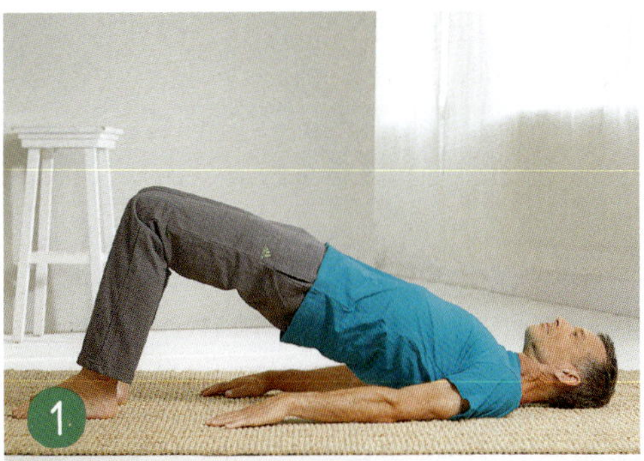

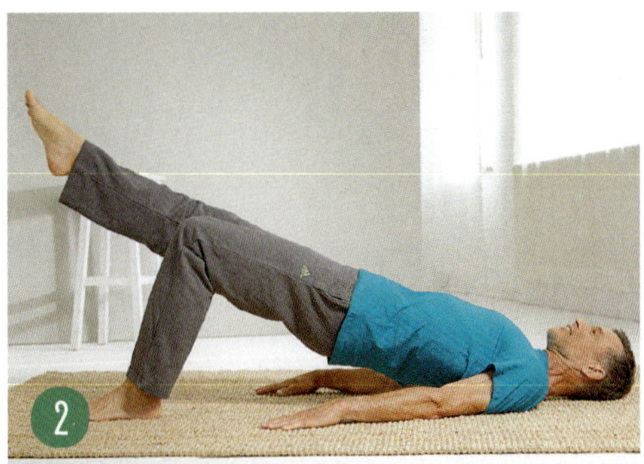

KRÄFTIGUNG DER GESÄSS- UND BEINMUSKULATUR (ABDUKTOREN)

- Legen Sie sich auf eine Seite.
- Beide Beine sind leicht gebeugt und Ihr Kopf liegt bequem auf einem Kissen oder wird von der Hand gestützt.
- Das obere – noch immer liegende – Knie führen Sie nun mit der Ausatmung leicht hoch. Gleichzeitig drücken Sie so die obere Ferse kräftig auf die untere. 1
- Mit der Einatmung werden die Knie wieder ganz geschlossen.

KRÄFTIGUNG DER GESAMTEN GESÄSSMUSKULATUR

- Nehmen Sie die Bauchlage mit angewinkelten Beinen ein. Ihre Stirn ruht auf den gefalteten Händen.
- Schieben Sie langsam eine Ferse in Richtung Decke. Das Knie löst sich nur 2 bis 3 Zentimeter vom Boden. 2
- Anschließend die andere Ferse langsam mit der Ausatmung anheben.
- Zum Abschluss lösen Sie die Spannung wieder und lassen die Beine locker zur

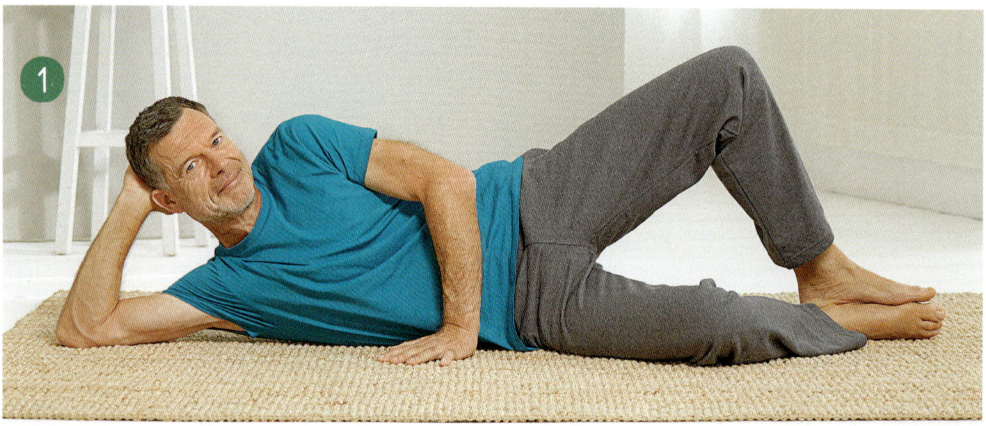

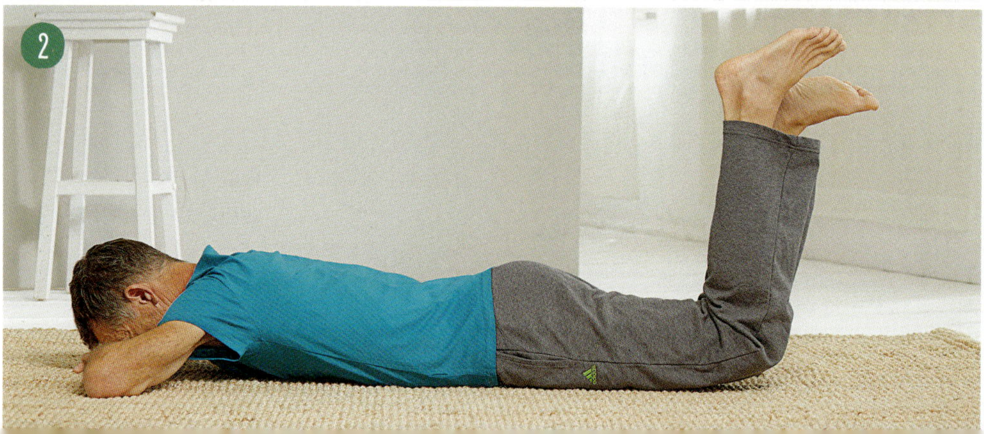

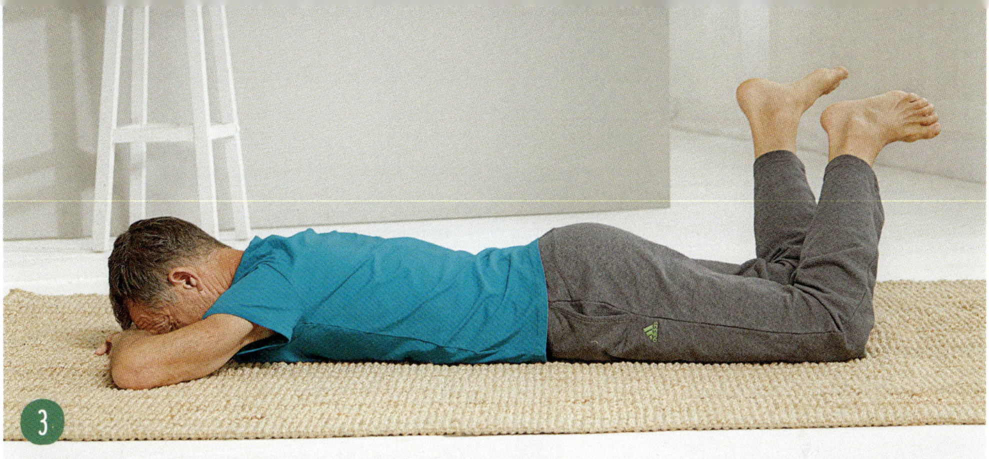

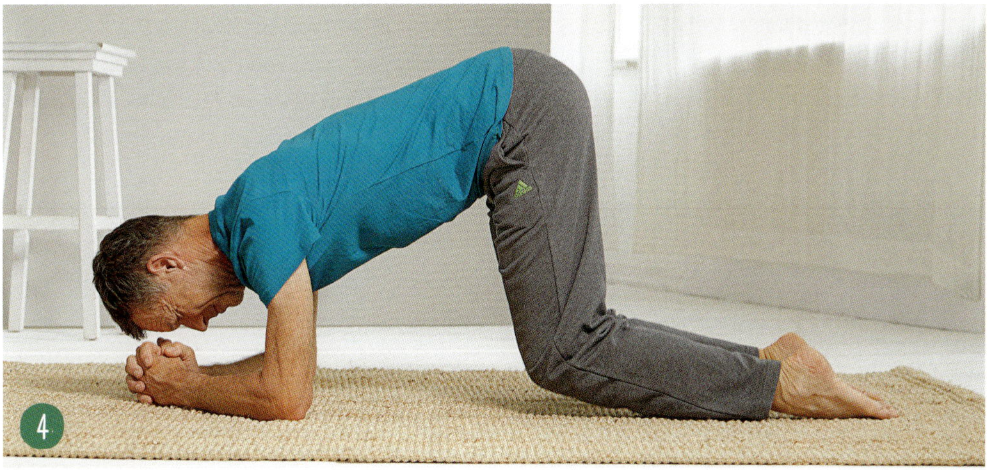

rechten und linken Seite kippen, um ihre Lendenwirbelsäule zu entlasten. 3

VARIATION

Sie heben beide Knie kurz vom Boden ab.

GANZKÖRPERKRÄFTIGUNG (UNTERARM- ODER VIERFÜSSLERSTAND)

- Gehen Sie in den Unterarmstütz.
- Stellen Sie die Knie hüftbreit auf und strecken Sie die Füße lang aus.
- Mit der Ausatmung die Knie 3 Zentimeter vom Boden abheben und das Gesäß in Richtung Decke strecken. 4
- Dabei wird die Anspannung der Schließmuskulatur unterstützt und gekräftigt.

VARIATION

Versuchen Sie, die Position und Spannung in der Schließmuskulatur etwas länger zu halten – sofern Sie dabei gleichmäßig weiteratmen können.

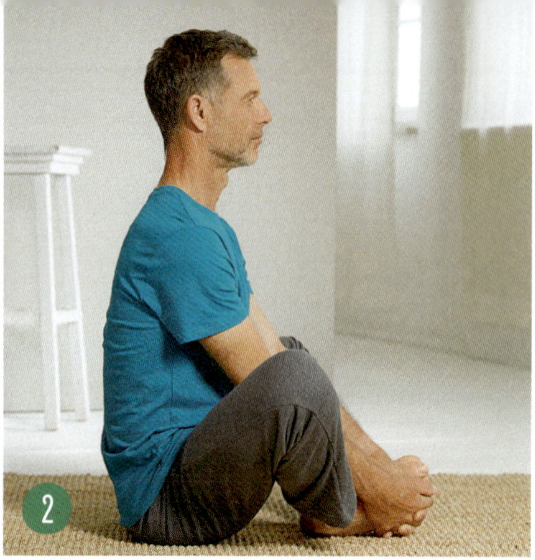

KRÄFTIGUNG DER RUMPF-, GESÄSS- UND HÜFTBEUGEMUSKULATUR

- Sie sitzen im Langsitz auf einer Matte oder aber dem Boden. Strecken Sie jetzt Ihre Beine lang aus.
- Nun versuchen Sie auf Ihren Sitzhöckern mit dem Becken 1 bis 2 Meter nach vorne zu »laufen«. (1)
- Anschließend »laufen« Sie auf Ihrem Gesäß wieder zurück. Versuchen Sie dabei, das Kniegelenk möglichst wenig zu beugen und den Oberkörper so aufrecht wie möglich zu halten.
- Zwischen den »Läufen« bleiben Sie aufrecht sitzen (gegebenenfalls lehnen Sie sich an eine Wand), legen die Fußsohlen aneinander und ziehen die Füße so dicht wie möglich an den Körper. Die Knie fallen locker nach außen. Anschließend halten Sie diese Position für 10 bis 30 Sekunden und beginnen dann erneut mit einem »Lauf«. (2)

VARIATION

Versuchen Sie jetzt besonders viele kleine oder auch besonders viele große »Schritte« zu machen.

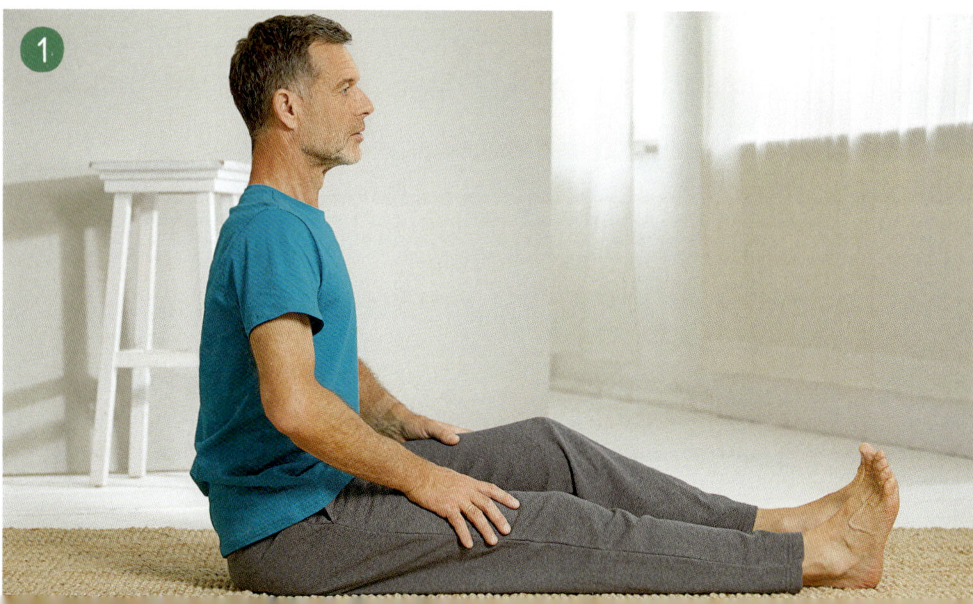

Übungen bei Inkontinenz

Störungen der Schließmuskelfunktion sind eine häufige Nebenwirkung bei Prostata- und Blasenkrebs. Die folgenden Übungen dienen der Wahrnehmung und Stärkung des Schließmuskels.

Idealerweise beginnen Sie mit dem Training bereits vor der Operation, um ein Gefühl für diese Körperregion zu bekommen. Eine wichtige Voraussetzung für das Schließmuskeltraining ist nämlich, dass Ihnen die Muskulatur vertraut ist und Sie diese gezielt anspannen können.

In der Regel dürfen Sie 48 Stunden nach der Katheterentfernung mit den ersten Übungen beginnen. Fragen Sie Ihren Arzt. Trainieren Sie lieber häufiger in kurzen Einheiten als zu lange und ermüdend. Ideal sind 3 bis 4 Einheiten pro Tag mit 10 bis 15 Kontraktionen (Anspannungen). Eine Kontraktion wird dabei nicht länger als 10 bis 15 Sekunden gehalten.

WAHRNEHMUNGSÜBUNG FÜR DIE SCHLIESSMUSKULATUR

Diese Wahrnehmungsübung können Sie im Sitzen, Stehen oder Liegen machen.

- Stellen Sie sich vor, dass Sie während des Urinierens gestört werden und Ihren Harnstrahl abrupt unterbrechen müssen. Und genau diese Muskulatur, die Sie dabei anspannen, soll in den nun folgenden Übungsschritten gekräftigt werden.
- Sobald Sie die Muskulatur identifiziert haben, versuchen Sie, in mehreren kleinen Kontraktionen den »imaginären Harnstrahl« immer wieder aufzuhalten und gleich wieder zu lösen. Diese kleinen Einheiten der An- und Entspannung können Sie sich auch sehr gut als eine Art »Blinzeln« beziehungsweise »Zwinkern« des Muskels vorstellen – sie sollten stets nur kurz andauern.
- Ausgehend von dieser Schließmuskelschicht intensivieren wir die Kräftigung in den folgenden Übungen langsam – und verstärken sie immer weiter in Richtung Bauchnabel.

WICHTIG

ATMUNG UND SCHLIESSMUSKEL-TRAINING

Günstig ist, wenn Sie Ihre Atmung immer gleichmäßig fließen lassen. Versuchen Sie durch die Nase einzuatmen und durch den Mund auszuatmen. Sie können die Anspannung des Muskels gezielt unterstützen, indem Sie mit der Ausatmung die Schließmuskeln anspannen und mit der Einatmung wieder entspannen. Kleine Eselsbrücke: Anspannung – Ausatmung. Dann: Entspannung – Einatmung.

Die nun folgende Übung eignet sich als Einstieg und zur tiefen Entspannung. Wenn sie Ihnen guttut, können Sie sie zwischen den folgenden Kräftigungsübungen als Erholungsphase einbauen.

ENTSPANNUNG FÜR DIE SCHLIESSMUSKULATUR

- Sie befinden sich im Unterarmstütz.
- Halten Sie diesen für einige Minuten und spüren Sie, wie sich der Druck vom Becken zum Bauchraum verlagert und die Schließmuskulatur entlastet wird. 1
- Einatmen und dabei den Bauch vorwölben. Spüren Sie, wie sich die Schließmuskulatur zurückdrängt und entspannt.
- Ausatmen und dabei den Bauch flach werden lassen, ohne die Bauchmuskeln anzuspannen. Spüren Sie, wie die Schließmuskulatur einwärts folgt.

Mit der nächsten Übung lernen Einsteiger, nur die Schließmuskulatur, nicht aber andere Muskeln anzuspannen. Die Kontrolle erfolgt über die Hände.

ANSTEUERUNG DER SCHLIESSMUSKULATUR

- Sie liegen flach auf dem Rücken, die Beine sind hüftbreit aufgestellt.
- Anschließend schieben Sie Ihre Füße so weit nach vorne, dass Sie mit Ihren Fußsohlen gerade noch den Boden berühren können.
- Zur Kontrolle ruht eine Hand locker auf dem Bauch. Die andere Hand befindet sich am Gesäß. Mit den Hände spüren Sie nach und stellen sicher, dass sich während dem folgenden Übungsverlauf weder die Bauch- noch die Gesäßmuskulatur anspannt. 2

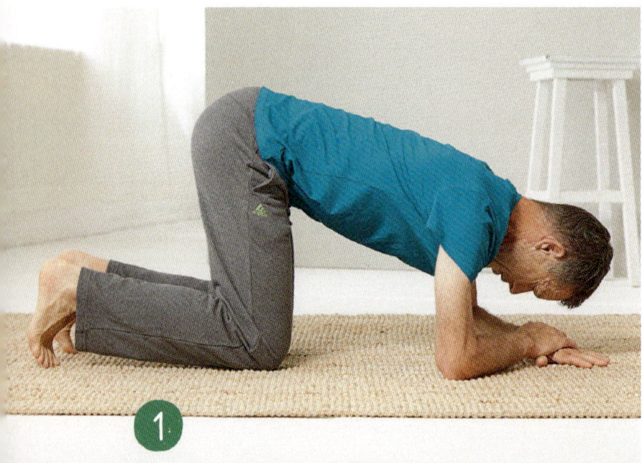

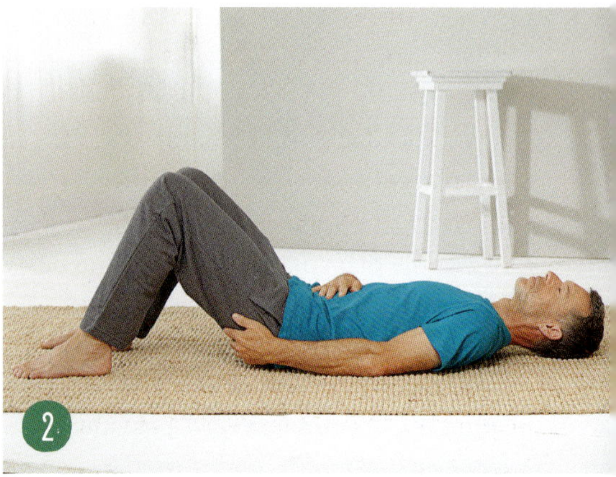

- Jetzt spannen Sie die Schließmuskulatur an, steigern langsam die Spannung, während Sie gleichmäßig weiteratmen.
- Versuchen Sie, die Spannung ungefähr 10 Sekunden lang zu halten.
- Mit der nächsten Einatmung lösen Sie schließlich die Spannung langsam und kontrolliert wieder auf.

»WEDELN«: BECKENMOBILISATION

- Sie gehen in den Vierfüßlerstand.
- Versuchen Sie Ihren Beckenknochen seitlich der Schulter anzunähern. 3
- Anschließend die andere Seite zusammenführen, so als würde ein Hund mit dem Schwanz wedeln.

OBERKÖRPER NEIGEN IM KNIESTAND

- Kniestand mit hüftbreit geöffneten Knien und geschlossenen Füßen.
- Der Oberkörper befindet sich in einer aufrechten Position.
- Mit der Einatmung werden die Hände hinter dem Kopf verschränkt. 4
- Mit der Ausatmung wird der gesamte, getreckte Körper ganz leicht nach hinten geneigt. 5
- Einatmen: strecken (halten), ausatmen: neigen.

Wichtig: Achten Sie darauf, nicht mit dem Oberkörper ins Hohlkreuz zu fallen. Neigen Sie sich nur so weit zurück, dass Sie die Spannung mit den Oberschenkeln gut halten können.

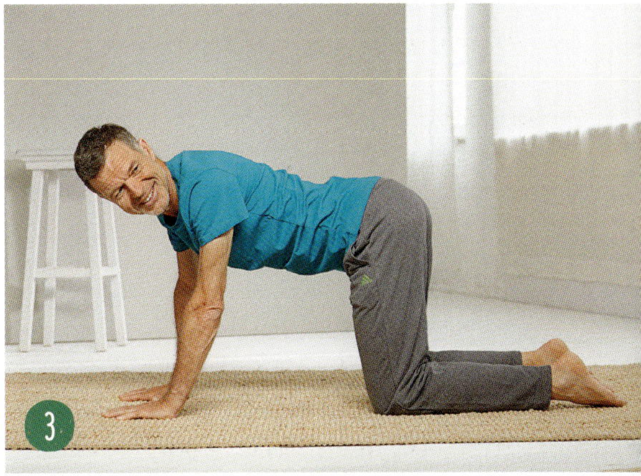

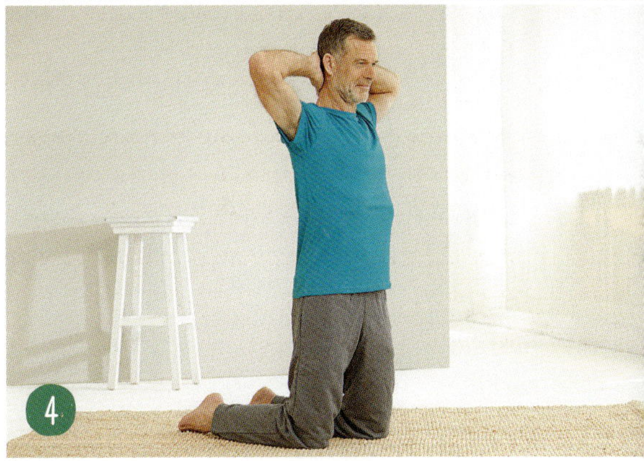

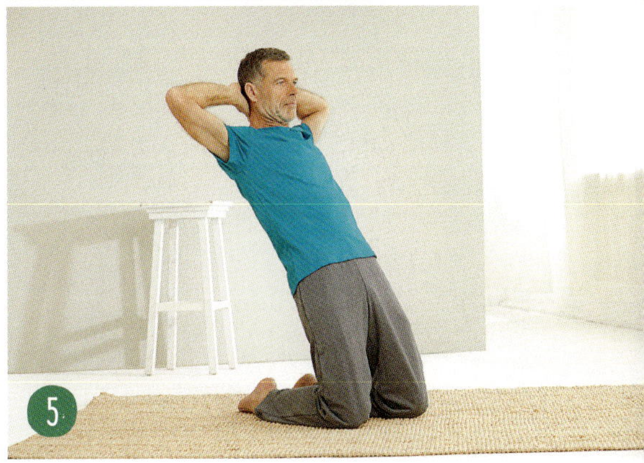

Bücher und Broschüren, die weiterhelfen

Baumann, Freerk T.; Bloch, Wilhelm; Jäger, Elke
Sport und körperliche Aktivität in der Onkologie
Springer-Verlag

Baumann, Freerk T.; Schüle, Klaus
Bewegungstherapie und Sport bei Krebs: Leitfaden für die Praxis
Deutscher Ärzte-Verlag

Halle, Martin; Schmidt-Trucksäss, Arno; Hambrecht, Rainer; Berg, Aloys
Sporttherapie in der Medizin. Evidenzbasierte Prävention und Therapie. Mit einem Geleitwort von Wildor Hollmann
Schattauer Verlag

Krebsverband Baden-Württemberg e. V. / Nationales Centrum für Tumorerkrankungen (NCT) Heidelberg
Sport, Bewegung und Krebs: Ein Ratgeber für mehr Sport im Leben – auch mit oder nach Krebs!
Krebsverband Baden-Württemberg e. V. / Nationales Centrum für Tumorerkrankungen (NCT)

Rank, Melanie; Freiberger, Verena; Halle, Martin
Sporttherapie bei Krebserkrankungen: Grundlagen – Diagnostik – Praxis. Mit einem Geleitwort von Michael H. Schoenberg
Schattauer Verlag

Aus dem GRÄFE UND UNZER Verlag

Bimbi-Dresp, Michaela
Das große Pilates-Buch (mit DVD): Die Original-Übungen für alle Könnensstufen

Bohlmann, Friedrich / Dr. Ullmann, Marcela
Essen als Medizin: 140 Lebensmittel für mehr Gesundheit

Dr. Coy, Johannes F.
Die neue Anti-Krebs-Ernährung. Wie Sie das Krebs-Gen stoppen

Eßwein, Jan Thorsten
Achtsame Yogaübungen (mit CD)

Feldenkrais Verband Deutschland
Feldenkrais (mit CD): Leichtigkeit undKreativität durch Bewegung

Dr. Hainbuch, Friedrich
Progressive Muskelentspannung (mit CD)

Prof. Dr. Froböse, Ingo
Das Muskel-Workout. Über 100 hocheffiziente Übungen ohne Geräte

Prof. Dr. Froböse, Ingo
Das Fitness-Minimalprogramm: Kleiner Aufwand – große Wirkung

Grasberger, Delia
Autogenes Training (mit CD)

Kraske, Eva-Maria
Säure-Basen-Balance: Der Schlüssel zu mehr Wohlbefinden

Mannschatz, Marie
Meditation (mit CD): Mehr Klarheit und innere Ruhe

Mertens, Wilhelm / Oberlack, Helmut
Qigong (mit CD)

Prof. Dr. Seelig, Hans Peter / Meiners, Marion
Laborwerte klar und verständlich

Dr. med. Tempelhof, Siegbert / Weiss, Daniel
Faszientraining. Mehr Beweglichkeit, Gesundheit und Dynamik

Vormann, Jürgen / Stenger, Malika
Superfood Kokosnuss

Adressen, die weiterhelfen

Bayerische Krebsgesellschaft e. V.
Nymphenburger Straße 21a
80335 München
www.bayerische-krebsgesellschaft.de

Behinderten- und Rehabilitations-Sportverband Bayern e. V. (BVS)
Georg-Brauchle-Ring 93
80992 München
Überblick über Krebssportgruppen: www.bvs-bayern.com

Deutsche Gesellschaft für Sportmedizin und Prävention (DGSP)
Klinik Rotes Kreuz
Königswarter Straße 16
60316 Frankfurt am Main
www.dgsp.de

Deutsches Krebsforschungszentrum (DKFZ) Heidelberg
Im Neuenheimer Feld 280
69120 Heidelberg
www.dkfz.de

Deutsche Krebsgesellschaft e. V. (DKG)
Kuno-Fischer-Straße 8
14057 Berlin
www.krebsgesellschaft.de

Krebsverband Baden-Württemberg e. V.
Adalbert-Stifter-Straße 105
70437 Stuttgart
www.krebsverband-baden-wuerttemberg.de

Krebszentrum München, Comprehensive Cancer Center Munich (CCC-M)
Pettenkoferstraße 8a
80336 München
www.ccc-muenchen.de

mamazone Deutschland e. V.
im Hause des MDK-Bayern
Max-Hempel-Straße 3
86153 Augsburg
www.mamazone.de

Nationales Centrum für Tumorerkrankungen (NCT) Heidelberg
Im Neuenheimer Feld 460
69120 Heidelberg
www.nct-heidelberg.de

Roman-Herzog-Krebszentrum, Comprehensive Cancer Center (RHCCC)
Trogerstraße 26
81675 München
www.rhccc.de

Stiftung Deutsche Krebshilfe
Buschstraße 32
53113 Bonn
www.krebshilfe.de

Tumorzentrum München (TZM)
Pettenkoferstraße 8a
80336 München
www.tumorzentrum-muenchen.de

Zentrum für Prävention und Sportmedizin, Klinikum rechts der Isar, Technische Universität München
Georg-Brauchle-Ring 56
(Campus C)
80992 München
www.sport.med.tum.de

Zentrum für Prävention, Ernährung und Sportmedizin, Klinikum rechts der Isar, Technische Universität München
Ismaninger Straße 22, Bau 523
81675 München
www.sport.med.tum.de

Ihre Krankenkasse
Erkundigen Sie sich bei Ihrer Krankenkasse über spezielle Programme für eine Sport- und Trainingstherapie. So hat beispielsweise die Techniker Krankenkasse als erste Krankenkasse für Krebspatienten ein integriertes Versorgungskonzept am Universitätsklinikum rechts der Isar in München etabliert.

Sachregister

A/B/C

D/E/F

G/H

K/L/M

N/P

R/S/T

U/W

Mehr Energie, mehr Wohlbefinden!

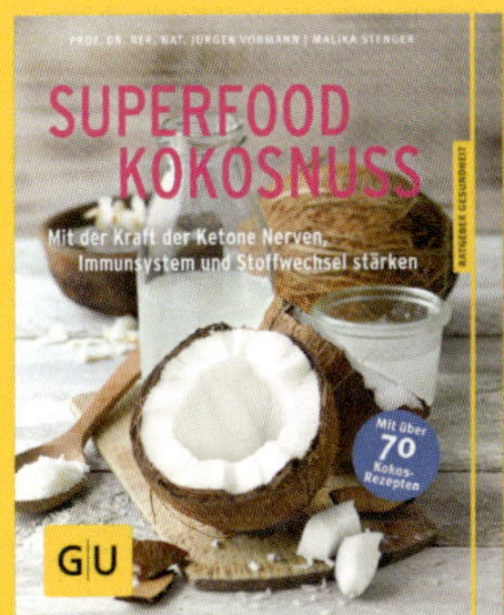

ISBN 978-3-8338-5313-5

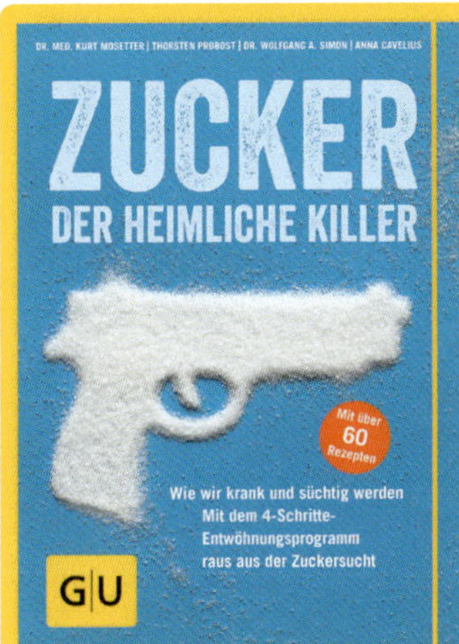

ISBN 978-3-8338-2758-7

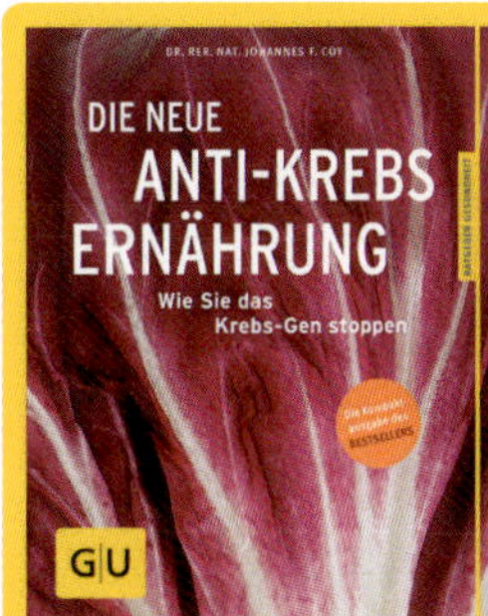

ISBN 978-3-8338-4834-6

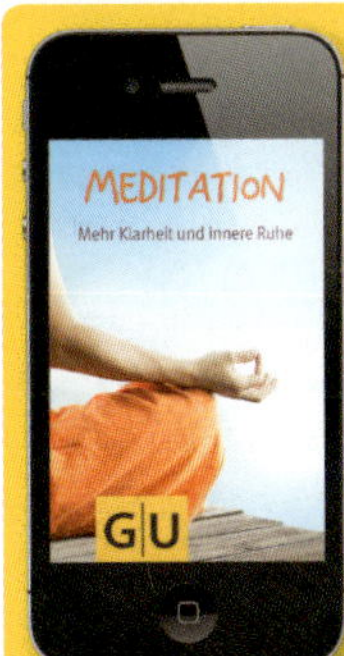

Laden im App Store

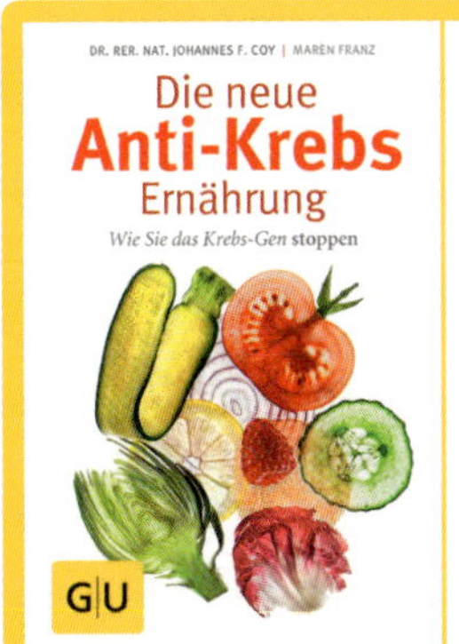

ISBN 978-3-8338-1663-5

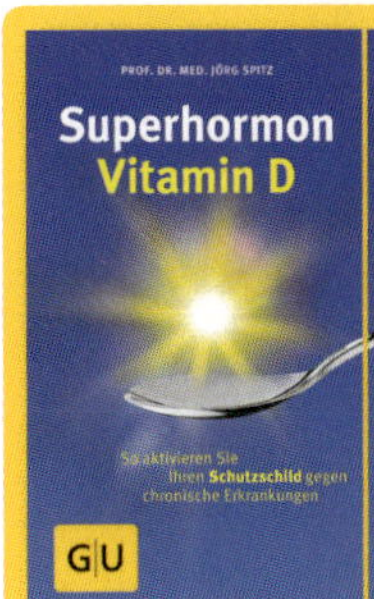

ISBN 978-3-8338-2272-8

Alle hier vorgestellten Bücher sind auch als eBook erhältlich.

G|U

Willkommen im Leben.

Mehr von GU auf **www.gu.de** und
facebook.com/gu.verlag

Impressum

Projektleitung: Simone Kohl
Lektorat: Alexandra Bauer (textwerk, München), Marc Frank für textwerk, München
Bildredaktion: Nadia Gasmi
Layout und Umschlaggestaltung: independent Medien-Design, Horst Moser, München
Herstellung: Petra Roth
Satz: griesbeckdesign, München
Reproduktion: Repro Ludwig, Zell am See
Druck und Bindung: Schreckhase, Spangenberg

Printed in Germany

ISBN 978-3-8338-4573-4

1. Auflage 2016

GRÄFE UND UNZER

Ein Unternehmen der
GANSKE VERLAGSGRUPPE

Bildnachweis

Übungen: Johannes Rodach, München
Weitere Fotos: Corbis: S. 12, 26, 31,39, 74; DDP 360 Grad: S. 59; F1Online: S. 23, 35, 69; Fotolia: S. 30, 34, 62, 80, 94; Getty Images: S. 10, 20, 29, 37, 97; Istock: S. 41, 77; Jump: S. 32, 83, 88; Mauritius: S. 5, 90; Stocksy: S. 28, 118
Illustration S. 25: Nadia Gasmi
Syndication: www.seasons.agency

Wichtiger Hinweis

Die Gedanken, Methoden und Anregungen in diesem Buch stellen die Meinung bzw. Erfahrung des Verfassers dar. Sie wurden von den Autoren nach bestem Wissen erstellt und mit größtmöglicher Sorgfalt geprüft. Sie bieten jedoch keinen Ersatz für persönlichen kompetenten medizinischen Rat. Jede Leserin, jeder Leser ist für das eigene Tun und Lassen auch weiterhin selbst verantwortlich. Weder Autoren noch Verlag können für eventuelle Nachteile oder Schäden, die aus den im Buch gegebenen praktischen Hinweisen resultieren, eine Haftung übernehmen.

Umwelthinweis

Dieses Buch ist auf PEFC-zertifiziertem Papier aus nachhaltiger Waldwirtschaft gedruckt.
Die GU-Homepage finden Sie unter www.gu.de

www.facebook.com/gu.verlag

QUALITÄTS G|U GARANTIE

Liebe Leserin, lieber Leser,

haben wir Ihre Erwartungen erfüllt? Sind Sie mit diesem Buch zufrieden? Haben Sie weitere Fragen zu diesem Thema? Wir freuen uns auf Ihre Rückmeldung, auf Lob, Kritik und Anregungen, damit wir für Sie immer besser werden können.

GRÄFE UND UNZER Verlag
Leserservice
Postfach 86 03 13
81630 München
E-Mail:
leserservice@graefe-und-unzer.de

Telefon: 00800 / 72 37 33 33*
Telefax: 00800 / 50 12 05 44*
Mo–Do: 9.00 – 17.00 Uhr
Fr: 9.00 – 16.00 Uhr
(gebührenfrei in D, A, CH)*

Ihr GRÄFE UND UNZER Verlag
Der erste Ratgeberverlag – seit 1722.

Danksagung

Ich möchte meinen wesentlichen Mitstreitern beim Thema Sport und Krebs bedanken: Prof. Marion Kiechle, Ordinaria für Frauenheilkunde am Klinikum rechts der Isar, und Prof. Schoenberg, ehemaliger Chefarzt der Chirurgie am Rotkreuzklinikum in München sowie meinen Mitarbeitern, die sich täglich für das Thema einsetzen.